ワンランク上の令和の医学常識

―医療リテラシーを高めるために―

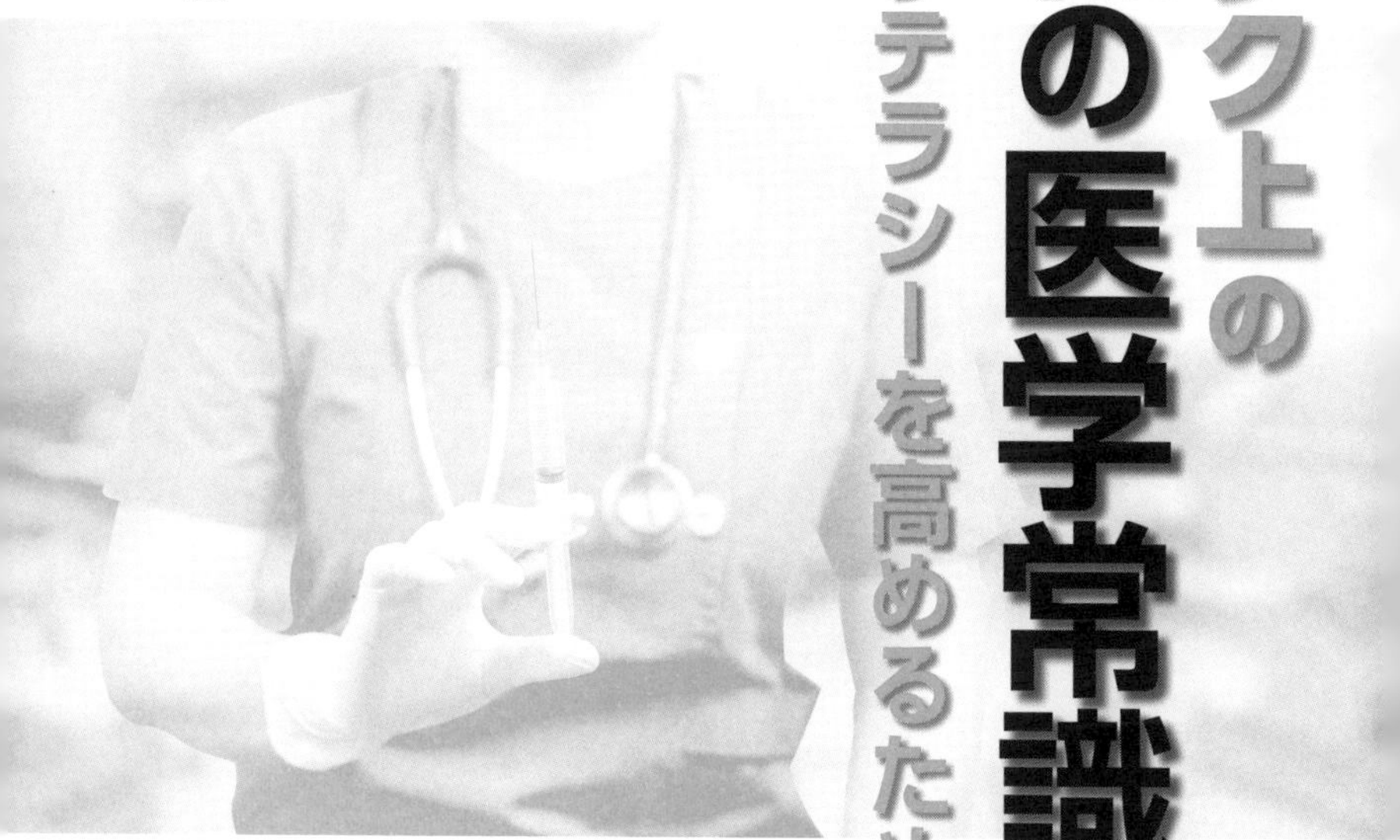

別所 文雄
元 日本小児科学会 会長

発行 総合医学LP／発売 総合医学社

はじめに

昨今は、いろいろな数多くの医学関連の情報が普段は医療に関わりのない一般市民の耳目に届くようになっている。普段は医療に関係なく、また関心もなくても、体調が悪かったり、インフルエンザの流行期が近づいてきたり、最近のように新型コロナウイルスによる感染症のような恐ろしげな感染症が身近で流行したりするといやでも関心を持たざるを得ない。さらには、高齢化が進んでだれもが、言われてみれば少し身体の調子がすぐれないという気がしてくるようなことも多くなる。そして、体調不良感をあおるような文言のもとに、いわゆる健康食品やサプリメントのコマーシャルがテレビの画面を賑わし、新聞の一面を占めるような大きな広告がいやでも目に入るこのご時世である。コマーシャル番組や新聞広告の中には、というよりもそれらのほとんどが根拠のはっきりしない効能を謳《うた》っている。世の中に出回っているこれらの物を一つずつ取り上げていくときりがない。どうすればよいのだろうか。一般市民自身が判断する能力を身につけるしかない。その意味で、今ほど一般市民といえどもある程度の医療・医学の知識を持つ、あるいは知識がなくとも謳い文句の真偽を見極めるだけの思考力を持つこと、要するにリテラシーを高めることが求められる時代はない。

医学概論という言葉があるが、この言葉は使う人によってさまざまな意味合いを持っている。「医学全般を大きく見渡す総論」、「医学の入門的側面の記述」、「医学の歴史的側面の記述」、「医の倫理的側面に関する議論」、「医学に関する哲学」などが意味され、医学部における講義もこれらの1つあるいはいくつかを取り上げていることが多い[1]。ある医学生向きの医学概論の教科書[2]には、医学概論とは、「医学の本質を問い直す学問」と書かれている。そして、「概論」にはただ単に概要というだけではなく、「物事の本質を問い直す」というもう1つの意味があるとも書かれている。この、もう1つの意味であるならば、医学生のみならず、医学概論は一般市民がヘルスリテラシー（あるいは、医療リテラシー）を高めるためにも必要なものであろう。ただしその場合、狭い意味での医学知識がなくても理解できるものである必要がある。

本書の目的は、巷に氾濫している医療情報を正しく読み取るために必要な知識を紹介し、自分で判断できる能力を身につけることができるようにすることである。

医療リテラシーを身につけるには、まず、病気とは何かを理解することが必要である。

第Ⅰ章では、病気とは何か、診断、治療について、そして、病気の予防としての環境整備の重要性、体質の改善・強化の大切さ、予防接種、早期発見・早期治療について述べる。基礎知識として西洋医学と東洋医学の違い、民間薬、健康食品、サプリメントについても言及する。

第Ⅱ章では、人体の仕組みと働きについて述べる。医療情報が対象としている人体の仕組み、各臓器の働きを知っておくことで、その医療情報の真偽を見分ける際の助けとなる。

第Ⅲ章では、医療の仕組みと医療制度について述べる。医療の仕組みを知っておくことで、医学博士の肩書は診療の質には関係がないことや、専門家と称する人の信頼性も理解できるであろう。

最後の章（第Ⅳ章）では、リテラシーを身につけるコツを紹介する。

本書が、読者の医療情報を正しく理解するための基礎となり、読者の生活の質の維持向上のために役立つことができれば望外の喜びである。

目次

4. 予防にはどんな方法があるか　23

14．神経系は、皮膚と同じ起源を持つ　161

17. 中毒性疾患と公害を考える　208

Ⅰ．病気と医療のリテラシー

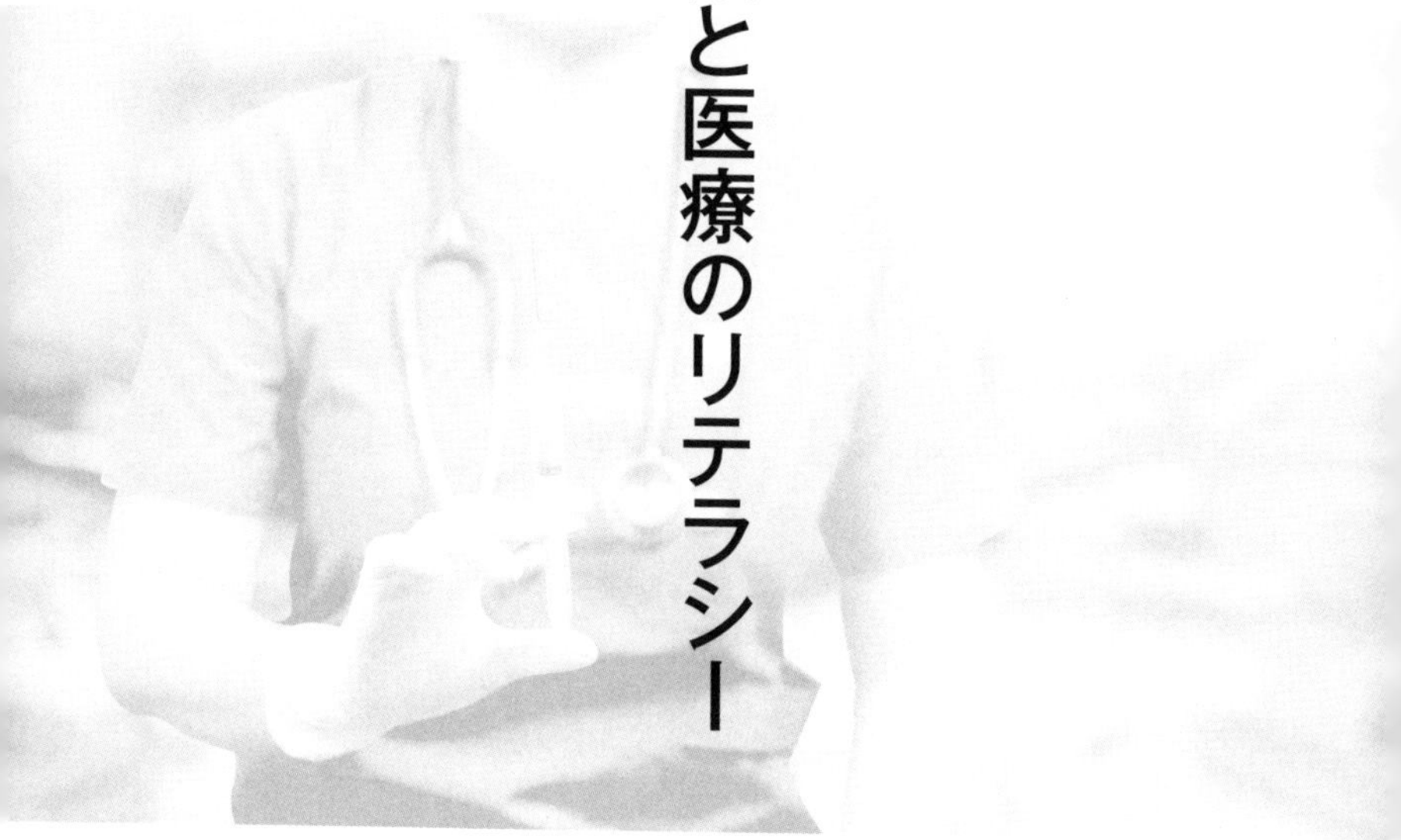

人が生活の中でまず思うことは、病気にならず健康でいたい、そしてより健康でいたいということであろう。そのためにはまず健康とは何か、病気とは何かということを理解する必要がある。健康であることはあまりにも当たり前で、病気になって初めて健康であることの意味が分かることも多いので、ここではまず、健康ではないこと、すなわち**病気とは何か**を考えることにする。

1．病気とは何か

「病気とは何か」など分かりきったことで、考えるまでもないと思うかもしれないが、古来病気については色々な考え方があった。

（1）「病気」は、どう考えられてきたか

（a）古代から中世までの考え方

病気は多神教の世界では、ものに宿る精霊の意図に反した行為により反撃されて生じた、一神教の世界では神の怒りに触れた行為により罰として与えられた、いずれの世界でも不快な思いや苦しみと見なされた。

（b）中世から近代までの考え方

病気は人体の異常で不自然な状態であり、そのために有害な結果がもたらされる。

その有害な結果が病気の始まりであると考えられた。

（c）近代以降は、精神面も配慮されるようになった

近代の病気に対する考え方は、**ＷＨＯ**（世界保健機関）の健康についての定義の裏返しとして理解することができる。ＷＨＯによれば、「健康とは、完全な**肉体的**、**精神的**および**社会的**に良好な状態のことであって、単に病気でないとか病弱ではないとかいうことではない。社会的に良好な状態とは、したいこと、しなければならないこと、することを期待されていることを満足できる状態である」と定義されている。

しかし、現在でも宗教がなくなっているわけではないので、近代以前の考え方が残っていてもおかしくはない。さらに、現在の社会の多くは、宗教、特にキリスト教（その中でも特に多くはカトリック）が宗教的に世界を支配していた頃の影響を色濃く残しているので、多くの考え方が「宗教的」色合いを伴っている。

一神教は不寛容な宗教であるため、互いに異なる考え方を持っている。そのため現在主流となっている一神教は、新たに勢力を伸ばしつつある他の一神教をさまざまな

理由のもとに排除しようとしている。ＷＨＯによる健康の定義にもこのことが反映されている。たとえば、肉体的、精神的、社会的に加え、**スピリチュアル**を加えるべきであるとの主張がなされている[3]。

しかし、現行の定義にも「精神的（原文にあるmentalの訳）」があるので必要はないとされ、現時点では実現されていない。また、それは宗教だから加える必要はないと言われそうであるが、スピリチュアルの本来の意味は宗教そのものではなく、それを含むより広い人間の有り様を示す言葉で、「人の心の最も深奥にある、善良さ、美しさと素朴さ」というべきものであるとされる[4]。そのような考えによると、現行の「精神的」という言葉だけでは、その奥にあるものを表現するには不十分である。この提案は、このような点を考慮してのことであり、必ずしも不要であるとは言えず、再考の必要がある[3]。

ＷＨＯによる定義は、要素還元主義、客観主義の典型である旧来の意味での「科学」の成果に基づくものといえる。しかし、その成果の中心である感染症がかなりの程度で克服されてきている現在、非感染性疾患が「健康」問題の中心課題となっている。そして、その定義にある健康の３つの要素に含めるべき内容が色々と議論されている。そのような議論の中で、より主観的な人々の**感情・思い**などの重要性が指摘されている。そして、WHOの定義の中で、日本語で「良好な状態」と訳されている元の言葉である「ウェルビーイング（well-being）」にそのような内容を含めることが提案されている[5]。

（2）なぜ病気になるのか

現代的な意味で疾患を考えるとき、その成り立ちは図1のように表される。ヒトは自然界の中で生活しており、さまざまな自然の状態の影響を受け、その影響がヒトの健康状態に影響を与える。上手に適応している限り健康に生きられるが、うまく適応できないと健康が損なわれ、疾患が発症す

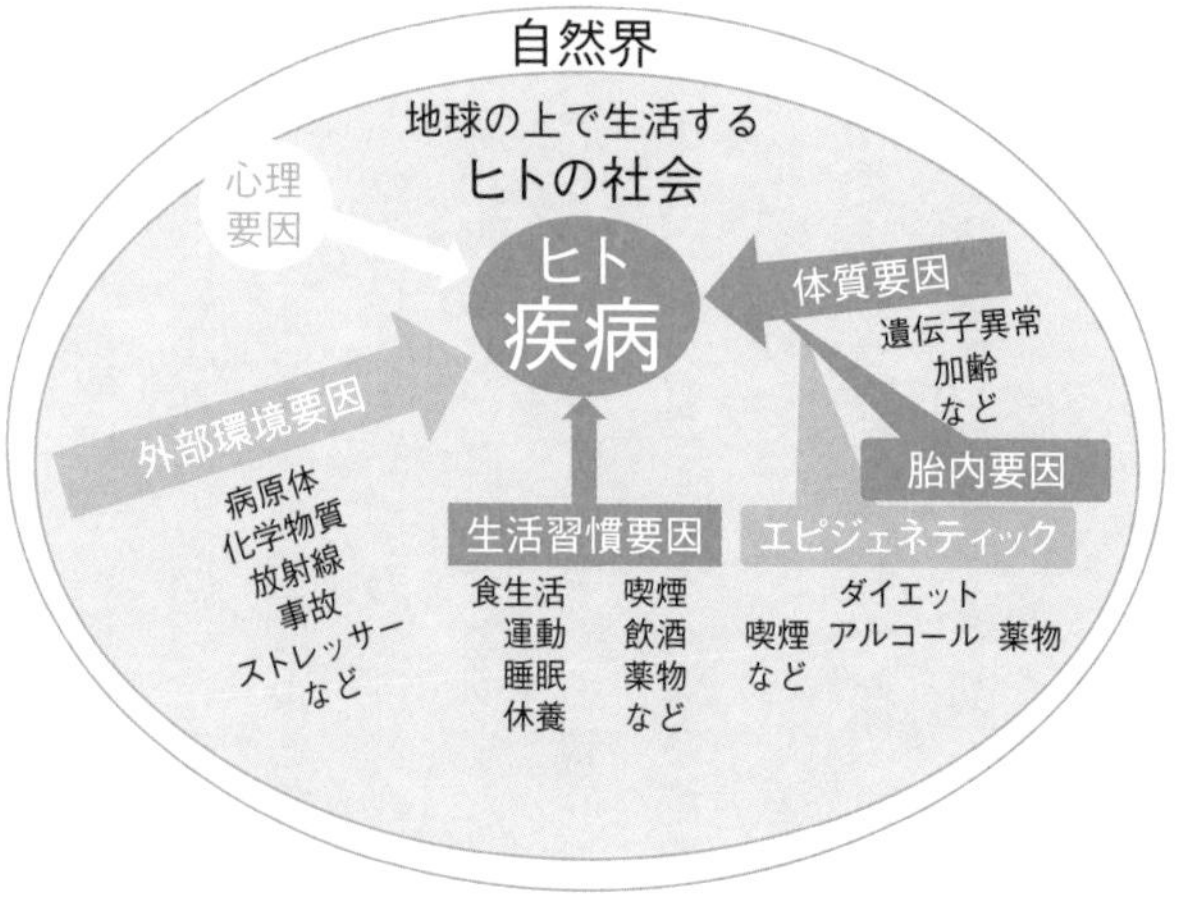

図1　病気の成り立ち

る。ヒトが生活する環境は、**一次的な自然環境**だけでなく、ヒトの社会が作り出した**社会環境**やそれにより変更された**二次的自然環境**の中にある。地球の自然環境はヒトの活動によって大きく変容されてきている。その変容の最悪のものは**自然破壊**であり、さまざまな災害をもたらしてきた。さらに全地球的に現在最も問題にされているのは地球温暖化の問題であろう。この温暖化をはじめとする自然破壊による自然環境の悪化は産業革命によって著しく促進され、破壊された自然の回復力をはるかにしのぐ形になって現れている。**産業革命**以前にも「砂漠化」など、自然を破壊するヒトの営みがなかったわけではない、多くは自然の回復力とのバランスの中で一時的なもので済んできている。しばしば**森林破壊**の元凶のように思われている「**焼き畑農業**」も、大規模な資本投入による産業としての「焼き畑」が行われるようになる以前には、自然の循環の中で、ヒトにも自然にも優しい農業であったといわれる。[6] 自然破壊には、森林の焼却ばかりでなく、人工肥料や殺虫剤の散布などによる**土壌汚染**なども含まれる。

ヒトを取り巻く環境から人の健康が最も大きな影響を受けてきたものは感染症であり、ヒトの歴史は感染症との闘いであるともいわれる。

（a）微生物は最強の環境因子

ヒトの歴史は感染症との闘いであるといってもすべての病原体が病気としての感染症を引き起こすわけではない。感染とは病原体がヒトにとりつくことであるが、感染したからといって必ずしも感染症が発症するわけではない。病原体の侵入、すなわち**感染**と**感染症**とは明確に区別する必要がある。たとえば、麻疹は麻疹ウイルスが感染したヒトのほぼ１００％が麻疹になるが、日本脳炎の場合は、日本脳炎ウイルスが感染しても日本脳炎になるのは感染者１０００人のうちの１～10人に過ぎない。ヒトの表面である皮膚、消化管粘膜、呼吸器粘膜に膨大な数の細菌などの微生物が存在して、微生物叢を形成している。その中の中心となる細菌の数はヒトを作っている細胞の数よりも多い。特に消化管には、糞便の水分を除いた重量の３分の１は細菌であるといわれるように、膨大な数の細菌が生息しており、いわゆる**腸内細菌叢**を形成している。[7] しかし、皮膚の化膿症や下痢・嘔吐などの消化管感染が発生するのはごく稀である。

（b）今やヒトそのものが重要な環境因子

生命が誕生してからヒトが生まれ、現生人類となるまで、ほとんどの環境因子は病気とは無関係であったと思われる。それは、人類は病気の原因となる環境因子は避けてきたであろうし、避けられない場合にはそのような危険な環境因子のもとでは生きながらえなかったからであろう。ところが現生人類はこの環境因子に手を加え、自分にとって不都合な他の生命を絶つことを行ってきたが、このための手段のあるものは自分自身にとっても有害な環境を作り出してしまい、その結果、環境の中に敵を作ってきた。

ヒトは不都合な環境の最大のものであった感染症を後ろに追いやることには、少なくとも部分的には成功した。その結果、相対的に感染症以外の疾患（**非感染性疾患＝Non-Communicable Diseases**（ＮＣＤ））の重要性が増大している。ＮＣＤは、**形態異常**（**奇形**）、**代謝障害**、**非感染性炎症**（**自己免疫疾患**）、**腫瘍**、**外傷**などであるが、**4大カテゴリー**として、心筋梗塞や脳卒中などの**血管障害**、**がん**、慢性閉塞性肺疾患（ＣＯＰＤ）や喘息などの**慢性呼吸器障害**、**糖尿病**が重要である。ＮＣＤの危険因子としては、不健康な食事、運動不足、喫煙、過度の飲酒が挙げられるが、これらはすべて**生活習慣**に関係しており（表1および図2）、したがって予防が可能であるという特徴がある。

喘息は慢性呼吸器疾患であると同時にアレルギー疾患でもある。アレルギー疾患の中には他にもアトピー性皮膚炎、関節リウマチのようなさまざまな自己免疫疾患など、免疫機能に関係する疾患が存在する。

　免疫機能は、有害微生物から身を守るために必要なものであるが、その過度の

表１　NCDと生活習慣との関連

疾患	予防方法			
	禁煙	健康な食事	身体活動の増加	リスクを高める飲酒の減少
がん	○	○	○	○
循環器疾患	○	○	○	○
糖尿病	○	○	○	○
COPD	○			

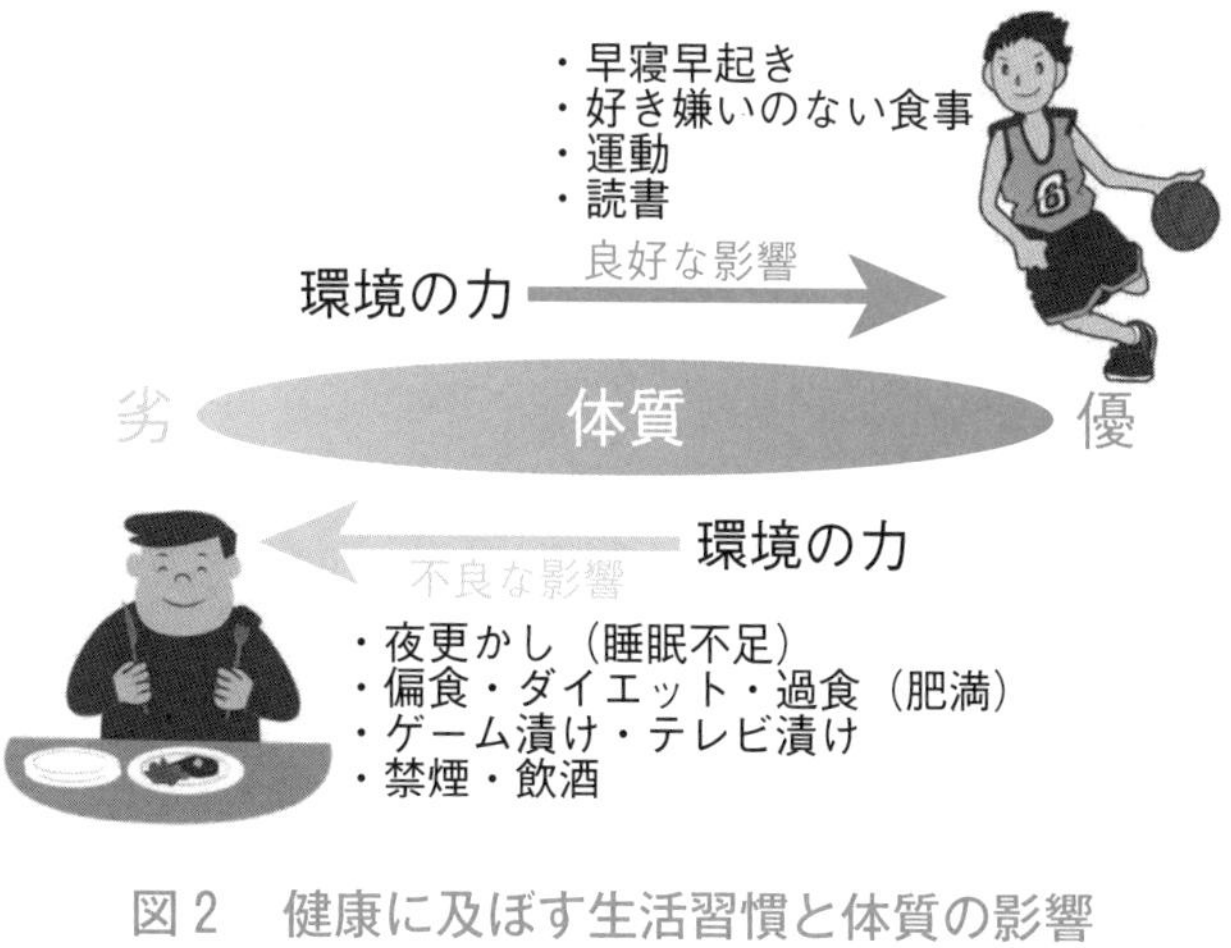

図２　健康に及ぼす生活習慣と体質の影響

働きはかえって有害である場合がある。これがアレルギーであったり自己免疫疾患であったりする。ちょうど良い働きのためには働き具合を調節する機構が必要であり、そのためには微生物による適度の刺激が必要である。近代になって衛生環境が改善し、抗微生物薬が発達したのに反比例して免疫関係疾患が増加したという現象が見られ、いわゆる**衛生仮説**なるものが提唱された。しかし、この仮説は不潔であることを推奨したり、感染症の予防のためのワクチンが不要であると主張するものではない。この仮説はときにこのような誤解を招くことがあり[8]、何が必要であるのかが必ずしも明確ではないので、それを発展させた**旧友仮説**（old friends 仮説）が提唱されている[9]。

メモ

衛生仮説と旧友仮説

衛生仮説は、1989年にストラッチャンによって提唱されたもので、死に至る感染症を減少させた代償としてアレルギー疾患を患うことになったという考え方である。一方で、**旧友仮説**は適切な免疫系の発達に必要なものは、ヒトが現在の都市のように密着して生活することによって侵入してしばしばヒトを死に追いやる病原体ではなく、分散して生活していた狩猟採集時代に、ヒトと共存関係を築いてきた微生物や寄生虫であるという考え方である。これらの病原体による感染症は'old infections'で、自らを殺してしまいかねない免疫系の賦活化を抑制し、また宿主を殺してしまうような強い病原性を発揮しない。そして、その均衡状態を保つことによって宿主と共生し続けてきているが、発展した社会では存在しづらくなっている。他方では、発展した都市部でヒトが密に存在する場所で蔓延している麻疹などの感染症が存在しており、宿主がうまく振る舞えば強い免疫能を惹起するが、免疫能を確立し損なえば殺してしまう。その中間に、宿主と共生し、その皮膚、気道、消化管などに常住している微生物群と、環境中に、たとえば土壌や家畜などの動物に存在している微生物群が位置している。これらの微生物群は自然免疫系を賦活化し、獲得免疫系の調節能に関与しているが、発展した社会ではその多様性を失いつつある。Old infectionsとヒトと共生している微生物群を'old friends'と呼び、ヒトが出生してから、特に2歳頃までの免疫系の発達のうえで重要な役割を担っているものと考えられている。[8][9]

（3）ヘルスプロモーションという考え方が重要

感染症とともにＮＣＤが問題として浮上してきている現在、予防可能なＮＣＤに対して、**ヘルスプロモーション**という考えが重要になっている。ヘルスプロモーションとは、オタワ憲章（１９８６年）で、「人々が自らの健康をコントロールし、改善することができるようにするプロセス」と規定されている。この特徴は、①健康課題ではなく、ＱＯＬ（Quality of life）の向上をゴールとして設定し、②主役は住民で、ライフスタイルに着眼し、③健康教育だけでなく、環境の整備も視野に入れて、④生活のあらゆる場を健康づくりの場とするということにある（**図3**[10]）。

メモ

ヘルスプロモーションに関連する国際的な宣言

1．オタワ宣言（1986年）

3つの戦略と5つの優先課題からなる。

3つの戦略とは、①advocate（唱道・支援）、②enable（能力の付与・実現）、③mediate（調整・調停）である。

5つの優先課題としては、①健康公共政策の確立、②健康に関する支援的環境の創造、③健康のための地域活動の強化、④個人の技術（スキル）の向上、⑤保健医療サービスの方向転換などが謳われている。

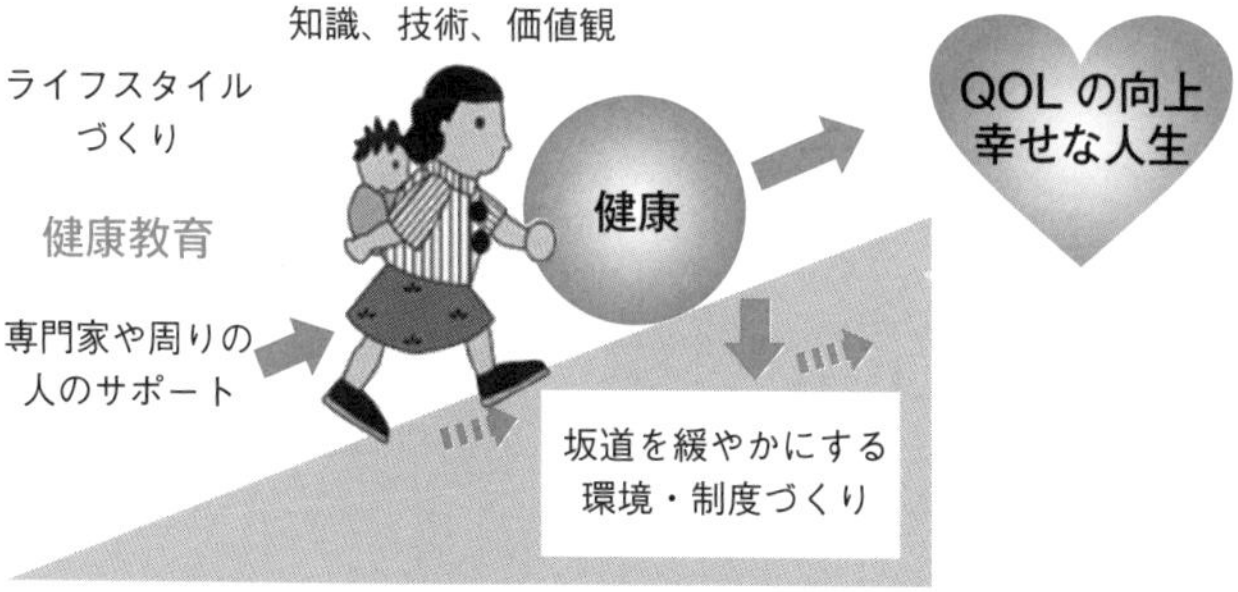

図3　ヘルスプロモーションの概念図

NPO法人ウェルビーイング の地域保健・地域でのヘルスプロモーション活動から http://www.well-being.or.jp/tiiki/think.html（参照2021.11.16）

2．ジャカルタ宣言（1997年）

21世紀に向けたヘルスプロモーションのための5つの優先課題が挙げられている。すなわち、①健康に対する社会的責任の促進、②健康改善に向けた投資の増加、③健康のためのパートナーシップの強化・拡大、④コミュニティーの能力向上、個人の力の引き出し、⑤ヘルスプロモーションのための基盤の確保である。

3．関連する国内の動き

オタワ宣言の5つの優先課題のうちの①〜③に関連して、**健康日本21**運動、**健やか親子21**運動（2000年）および**健康増進法**の制定（2002年）がある。健やか親子21は、健康日本21の母子保健版というべきものである。

2．診断とは、健康状態や病状を判断すること

辞書によれば、診断とは「問診（訴え、症状やその経過、生まれてからこれまでの

健康状態や病気の経験、家族の構成や健康状態、特に同じ訴えや症状の有無などを聞き出すこと）、診察、検査などを行い、健康状態や病状を判断すること」とある。

3．治療とは、病気の状態を元の健康な状態に戻すこと

病気をどのようなものと考えるかによって、治療に対する考え方も異なってくる。病気をどのようなものと考えるかは、前述の通り古代から現在までの時間の流れに沿って変わってきている。したがって治療に対する考え方も時間の流れに沿って変わってきているが、この2つの流れが平行しているかというと必ずしもそうではない。かつては、とんでもない治療法が行われており、治療のために命を失うことも稀ではなかったが[11]、今でも、「えっ、それで治るの？」というような治療が行われていないわけではない。また、人の行為は考え方によって決まることが多いにしても、あくまでも考え方は考え方であり、「客観的事実」ではない。また、同じ「客観的事実」についても、それに対する考え方は、人それぞれであり、十人十色といったところもある。

中世のヨーロッパでは、治療は病気の原因を取り除き病気を作っていたものを排除することではなく、病気になる前の状態に戻すことであるというように考えられていたことがある。このような考えに基づいて、治療者は、依頼者との間に、元の状態に戻す、それに対して料金を支払うという契約（治療契約と成功報酬）を結んでいたという[12]。

（1）治療の目的・目標

それでは現在に生きる我々にとって**治療の目的**あるいは**目標**は何であろうか。辞書の治療の項には、「病気やけがを治すこと。また、そのための医学的処置」と説明されている。言い換えれば、WHOが定義する健康な状態から外れた状態を元の健康な状態に戻すことである。しかし、治療としての行為である医学的処置にはいくつかの種類があり、すべての医療行為が有効とは限らず、さらには目的にそぐわない、あるいは好ましくない結果が生まれることもある。

（2）治療には4つの原則と形式がある

治療には4つの原則ないしは形式がある。第一は**自然治癒力の利用**、第二は**原因の除去**（原因療法）、第三は**症状の除去ないしは軽減**（対症療法）、第四は**機能の回復や**

残存機能の向上である。[13]

（a）自然治癒力による治療

我々の身体は、それに加わった変化があまり大きくない場合には、自然に元に戻る仕組みが備わっている。変化が大きいとこの仕組みそのものも壊されてしまっている可能性がある。そのような場合には自然に元に戻ることは困難であるが、人為的な力でその変化を起こしている原因の力を弱め、場合によっては壊れた仕組みを直すことで元に戻る力を援助することが可能な場合がある。

人類は記録に残るだけでも、ペスト、天然痘など数多くの流行病に襲われてきた。これらのパンデミックの際には人口の半分以上が死亡するようなこともあった。しかし、襲われたとしても１００％の人が死亡するわけではなく、一定程度の人々はペスト菌に対する抗生物質がないにもかかわらず、幸いにも生き残って現在の社会を作っている。近代ではスペイン風邪、現在はCOVID–19が世界を席巻している。スペイン風邪のときには、インフルエンザウイルスに対して有効な治療法はなかったし、COVID–19では、MARS–CoV–2に対して有効な治療法がない。それにもかかわらず、死亡する人よりも生き残る人の方が多い。これは生体に備わっている免疫力のおかげである。また、損傷した気道粘膜や肺胞細胞の再生能力のおかげである。相当深い切り傷でも傷は開いたままではおらず、やがて細胞の再生によってふさがり、血管も再生して跡形もなく治癒してしまう。これらはすべて自然治癒力である。人ができることは、水で洗い流して汚物が残らないようにすること、可能ならば化膿しないように消毒をし、化膿止めを使うことくらいである。

（b）原因の除去（原因療法）

身体に生じた変化を引き起こしている原因を除去することにより、身体に備わっている自然治癒力を十分に発揮させる治療が**原因療法**である。

しかし、原因をうまく取り除けたとしても、多くの場合、生体はその原因となる外力により傷ついており、その傷が治るのは自然治癒力に頼らざるを得ない。近年では、移植療法により、自然治癒力が及ばないほど激しく傷ついた組織や器官を、健康な組織や器官で置き換えることも可能になっている。

原因の除去にあたり、除去はできたが望ましくない変化が生じることがある。これが**副作用**である。これには、①自然治癒の仕組みそのものの一部、あるいは全部を傷つけてしまったり、②原因と一緒に除去してしまったり、あるいは関連がないわけではないが、③現在問題になっている状態には直接には関連していない要因までも一緒に除去してしまったりすることによって生じるものがある。また、④生体に外力が加わると何らかの反応を示すが、この反応は必ずしも生体にとって好ましいものではない可能性もある。この極端な例はがんの治療に見ることができる。

たとえば白血病では、血液を作る臓器（骨髄）が白血病細胞に占拠されてしまい、血液が作れなくなる。そのために、白血球の減少による感染症に対する抵抗力の低下、赤血球の減少による貧血、血小板の減少による出血傾向などが生じる。白血病の治療は、この骨髄抑制の原因となっている白血病細胞を死滅させ除去することである。その際、白血病細胞は殺すが、正常の造血細胞は全く傷つけないといった治療法が理想的なものであるが、そのようなものは例外的である。多くの場合、細胞の側から見るとその障害性は程度の差でしかない。白血病細胞が除去された後に残った正常細胞が増殖して元の骨髄機能が回復するには自然治癒力が必須である。また、がんの治療一般と同様に、悪心・嘔吐、粘膜障害による口内炎や下痢なども発生する可能性が高い。かつては、これらの副作用は我慢してもらうことが主な対処法であったが、現在では鎮吐薬などによる対症療法や、中心静脈栄養などによる栄養補給が普通になっている。現在のがんの治療成績の向上は、がんの治療法そのものの進歩のみならず、これらの**支持療法**の進歩によるところも大きい。

(c) 症状の除去・軽減(対症療法)

身体に変化を及ぼしている原因を人為的に除去することが困難で、原因の除去も含めて、身体に備わっている自然治癒力に期待すること以外に方法がない場合などに、治癒までの苦痛を除去したり減弱したりする治療が、**対症療法**である。

原因療法のところで述べたように、その他に対症療法が必要になる場面としては、治療による不快な副作用が強い場合がある。副作用による不快な思いは、原因療法の妨げになることも多いし、(e)の心理・精神システムの関与を通して、原因療法の効果減弱などもたらしかねないので、その軽減は原因療法遂行上、重要なものである。

(d) 機能の回復や残存機能の向上

身体に生じた変化が大きくて、機能がすべて失われたように見える場合でも、100%は失われていないことも多く、残された機能を探り、それを強化する、あるいは機能の少なくとも一部を他の機能で代替することも重要である。これは、いわゆる理学療法、作業療法などの**リハビリテーション**医療の重要な役割である。

四肢切断などのように、四肢機能が１００％失われた場合でも、義足や義手の装着とそれらの使いこなしにもそれなりの訓練が必要であり、これもリハビリテーションの重要な一部である。パラリンピックを始めとする障害者スポーツの選手の活動を見ると、その重要性は容易に理解できる。

四肢切断などでは、いわゆる幻肢痛（ファントムペイン）に悩まされることも多く、その解決もリハビリテーションの役割である。

（e）「治療効果の評価」には、心の働きにも留意が必要

「病は気から」という諺《ことわざ》があるように、身体の状態と**精神・心理の心の働き**とは密接な関係にあることが明らかになってきている。「治療効果の評価」の項で見るように、身体状態への心の関与は無視できないほどの大きさを持っている。治験の際に、いわゆる**プラシーボ効果**（**偽薬効果**）、**ノシーボ効果**などにごまかされないように注意する必要があるのはこのためである。

しばしば代替医療が取り上げられるようになった影響で、PubMed（アメリカ国立医学図書館（ＮＬＭ）が提供する医学関連分野の文献データベース）で“Placebo effects"をキーワードとして文献を調べると、直近の1年間で8700件を超える文献が出てくる。この偽薬効果は、「少し気のせいが紛れ込む」程度では済まない相当大きな効果であることがある。[14]

メモ

プラシーボ効果（偽薬効果）およびノシーボ効果

プラシーボ効果とは、有効成分が含まれていない薬剤（偽薬）によって、症状の改善や副作用の出現が見られることを言い、薬効試験などでこれを用いた無作為抽出試験が行われるようになって、薬効試験の客観性、正当性が確保されるようになった。すなわちある薬剤が有効かどうかを調べる臨床試験で、「自然」の成り行きで効果があったかのように見られたに過ぎないのに、それを治療による効果と誤認してしまうことを避けるために用いられてきた。そのためには、使われる薬剤が試験対象の薬剤か偽薬かが分からないようにする必要がある。ところが最近、使われる薬剤が「偽薬」であることを明らかにしていても相当の効果が見られるということが報告されている。[15]

ノシーボ効果とは、偽薬によって、望まない副作用（有害作用）が現われることを言う。プラシーボ効果やノシーボ効果について脳科学からの説明もなされつつある。[16] たとえば、痛みを取る薬剤の有効性を見る臨床試験の場合、試験薬も偽薬も痛みを取るために服用するという前提で服用するわけであるが、偽薬を服用したときにも内因性麻薬の作用ルートが活性化していることが示されている。しかも麻薬作用を抑制する薬剤によりその効果が減弱し、逆に麻薬の作用を阻害する物質の働きを抑制すると、偽薬の痛みを減弱する効果が増強するという。

4．予防にはどんな方法があるか

たとえ簡単に治る病気であっても、それにかからないに越したことはない。ましてや治療法がなく、かかると多くが死に至る病の場合や、治った場合にもその後遺症により生きていくために大きな不都合をもたらす病気の場合にはそうである。

人類の歴史は感染症との闘いであったともいわれるように、疾患予防というとまずは感染予防が第一課題であり、そのために試みられてきた方法に**予防接種**がある。予防接種が広く行われるようになる以前から、感染症による人類生存上の危険度は減少を始めていた。これは、上下水道などの環境整備によるものである。ただし、これはいわゆる先進国での話であり、グローバルに見ると発展途上国やそれ以下の貧困国では、現在でも感染症は生存を脅かすものであり続けている。

たとえば、**3大感染症**といわれる、**エイズ**（HIV感染症）、**結核**、**マラリア**により、毎年250万人もの命が奪われている。患者はマラリアだけでも年2億人以上いる。また、アフリカの15～44歳の女性の死因の第1位はエイズである。21世紀に入り、これらの感染症に対して国際支援の輪が広がり、感染拡大の勢いは低下してきているが、いまだに多くの中・低所得国で主要な死因の1つであり続けている。

このように見ると、清潔な水などの衛生的な環境、食生活や身体活動なども含む環境整備も疾患予防のためには無視できないものである。

メモ　3大感染症に対する国際支援

世界エイズ・結核・マラリア対策基金（Global Fund to Fight AIDS, Tuberculosis and Malaria）が設立され、これらの感染症が蔓延している発展途上国における感染症対策がなされている。ちなみに、日本は人間の安全保障を提唱し、先進国によるこの基金に参加しているが、日本の途上国援助に占める保健医療の割合は5％程度で、英米の20～27％に比べてかなり低い[17]。

（1）清潔な水の供給をはじめとする環境整備の重要性

感染症対策の中で最も大切なことの1つは、**清潔な水の確保**である。排泄物が流れ込む河川から、浄化設備を通さずに得た水は、感染源として最も危険である。そのような河川からの流入がないと思われる井戸水には別の危険性があり、飲料水としてばかりでなく灌漑用水などとして使用する場合においても、水質検査は必須である。最も問題になる汚染物質としてヒ素がある。しばしば井戸水が灌漑に用いられた農地から収穫された農作物がヒ素に汚染されていることが問題になっている[18]。

水の問題は先進国においてもさまざまな形で問題になっている。いわゆる公害にも水俣湾や新潟県阿賀野川流域における水銀中毒、[19][20]富山県神通川流域におけるカドミウム中毒（イタイイタイ病）、[21]渡良瀬川流域における足尾銅山からの鉱毒[22]などは流域における汚染水によるものである。

清潔な水の確保の大切さは、これだけで抗生物質もない時代に感染の流行を抑え、死者を激減させることができたことからも分かる。イギリスの**スノウ**は、19世紀のロンドンでのコレラの流行が、汚物で汚染されたテムズ川流域で見られることを見いだし、この流域内の井戸のポンプの柄を取り外して、そこからの水を使えないようにすることにより流行を収束することに成功した。[23]このスノウの手法はその後、疫学として定着し、新しい学問の始まりでもあった。

メモ

新しい学問としての疫学

疫学は、もともとは流行病（疫病）についての学問で、人間集団の中で発生する事象を数字で表し、発生状況を把握することから、その流行に関する要因を明確にすることが目的であったが、それを疾患一般に拡張し、現在では「明確に規定された人間集団の中で出現する健康関連の色々な事象の頻度と分布およびそれらに影響を与える要因を明らかにして、健康関連の諸問題に対する有効な対策樹立に役立てるための科学」と定義されている。[24]コロナ禍でしばしば耳にする言葉になったが、日本ではあまり重要なものと思われていないため、大変遅れた領域の1つである。

また、宮崎県土呂久におけるヒ素中毒、[25][26]四日市公害などの空気汚染、乳児用粉ミルクへのヒ素混入（森永ヒ素ミルク事件）[27]、食用油へのPCB混入（カネミ油症）[28]などの加工食品における食品汚染、近年ではPM2・5などのナノ粒子による空気汚染[29]や、航空路下の空港近辺地域での航空機による騒音被害[30][31][32]など、環境と健康・疾病には多様な関係がある。

（2）体質の改善・強化の大切さ

質の良いバランスのとれた**食事**、適当な**運動**、十分な**睡眠**は**健康を支える3要素**といわれる。さらに健康に関係する因子としてはさまざまな生活習慣があり、これら3要素への影響を通して疾患発症に関与している。

（a）食事は、5大栄養素をバランス良く

食事の質は、5大栄養素である炭水化物、タンパク質、脂質、ミネラル、ビタミンを必要十分な量摂取することで決まる。これに第6の要素として「美味」が加わればなお良いであろうが、一般的には最初の5つの要素が問題となる（表2）。宇宙食ならぬ日常の食事としては、これらの要素を純粋な形で摂るのではなく、普通の食材の組み合わせで摂取することが重要である。**炭水化物**は主にエネルギーの

表2　5大栄養素

栄養素	主な機能	組　成	備　考
炭水化物	エネルギー源	単糖の鎖	余ると脂肪に
タンパク質	身体構造の材料 酵素・ホルモンの材料	アミノ酸の鎖	一部は人体で合成不可能（必須アミノ酸）
脂質	細胞膜やホルモンの材料	グリセリンと脂肪酸の化合物	一部は体内で合成不可能（必須脂肪酸）
ミネラル	身体構造の材料 ホルモンやヘモグロビンなどの材料 酵素などの機能補助	Fe、Ca、Zn、Na、Mg、P、S、Cl、K、Cr、Mn、Co、Cu、Se、Iなど	体内で合成不可能
ビタミン	人体機能の補助		体内で合成不可能

供給源である。**タンパク質**は、筋肉をはじめとした身体の構成要素として、また酵素やホルモンを作り、身体の諸機能の維持のために必要である。**脂質**は、炭水化物とともにエネルギー源として、また細胞の膜を作る材料として、さらにある種のホルモンの材料として重要である。**ミネラル**は、酵素の構成要素として、またヘモグロビンやミオグロビンの構成要素として、それらの機能発現のために必要である。**ビタミン**は、しばしば潤滑油にたとえられるように、酵素などの働きを調整するために必要である。

食品が有害物質に汚染されていることは論外であるが、加工食品の場合には、業者はヒトの嗜好を研究し、やみつきになるような、特に子どもたちが欲しがるような味付けを行っており、大人や子どもの**肥満**の原因として健康上の大きな問題になっている[33]。すなわち、肥満の原因としては、栄養の摂り過ぎばかりではなく、食品の質も重要である。このため、肥満は発展途上国では発展の著しい国や地域で、先進国では貧困層に多く見られる傾向にある。そして先進国では、むしろ極端な「**やせ**」も栄養摂取上の大きな問題になっている。どの程度の量と種類の食事を摂るべきかについては、かつては**栄養所要量**として示されていたが、栄養不足の時代から栄養過多の時代への世の中の変化に対応して、2005年に**食事摂取基準**として示されることになった。また、エネルギー収支の指標は、2015年からはエネルギーの必要量ではなく、**肥満度（BMI）**で決められることになった（表3）。

メモ 肥満度（body mass index = BMI）の計算と必要エネルギーの計算

1．BMIは、次式で計算される

BMI= 体重（kg）÷身長（m）^{2}

2．運動量と必要エネルギー

必要十分なエネルギーは、運動量との兼ね合いで決まる。運動量ごとの必要エネルギーは、次の式で計算できる。

表3　目標となるBMIの範囲

年齢（歳）	目標とするBMI
18〜49	18.5〜24.9
50〜69	20.0〜24.9
70 以上	21.5〜24.9

総死亡率が最も低かったBMIを基に、さまざまな条件を考慮して、総合的に設定されたもので、男女共通である。

運動による消費カロリー（kcal または Cal）＝メッツ（METs）×体重（kg）×運動時間（時）

（※メッツとは、安静時を1としたときに、何倍のエネルギーを消費するかで運動強度を示したもので、表4のような数値になる。）

食事はその量とともに、何を何から摂取するかというバランスが大切であるが、このバランスはいわゆる「栄養バランスコマ」（図4）に示されている。

ＢＭＩは、表3のような範囲であることが理想的である。近年若い女性を中心にやせ志向が強く、ときに極端に低いＢＭＩ値に出会うことがある。図5は女性のＢＭＩの推移を示したもので、ごく最近多少の改善があるものの、依然として低値が続いている。特に、妊娠して子どもを作るのに適切とされる年齢帯（20〜39歳）、またその予備軍ともいえる15〜

表4　メッツ（METs）の内容

メッツ	仕事の内容
1.5	座り仕事（パソコン仕事、その他のデスクワーク）
3.0	立ち仕事（書類整理、コピーをとる、ゆっくり歩く）
3.5	歩く（ほどほどの早さで歩く、散歩、階段を降りる）
4.0	歩く（電車の乗り換えで急ぐ、階段を上る）

19歳の女性でこの傾向が強いことが問題である。

極端なカロリー制限などの食事制限は、女性自身が将来骨粗しょう症になったり、生理不順をきたしたりといった健康面での問題を抱えることになるばかりでなく、妊娠中のカロリー制限は、低出生体重児が生まれることにもなる。低出生体重児は、新生児期に低血糖になりやすいばかりでなく、学童期以降に肥満児になることによって将来の健康に問題を抱えることになる。これは、妊娠中に胎児に生じたインスリン抵抗性、レプチン分泌異常、糖質ステロイド（ストレスホルモン）作用・代謝異常などが出生後に

健康づくりのスローガン

1に運動、
2に食事、
しっかり禁煙、
最後に薬

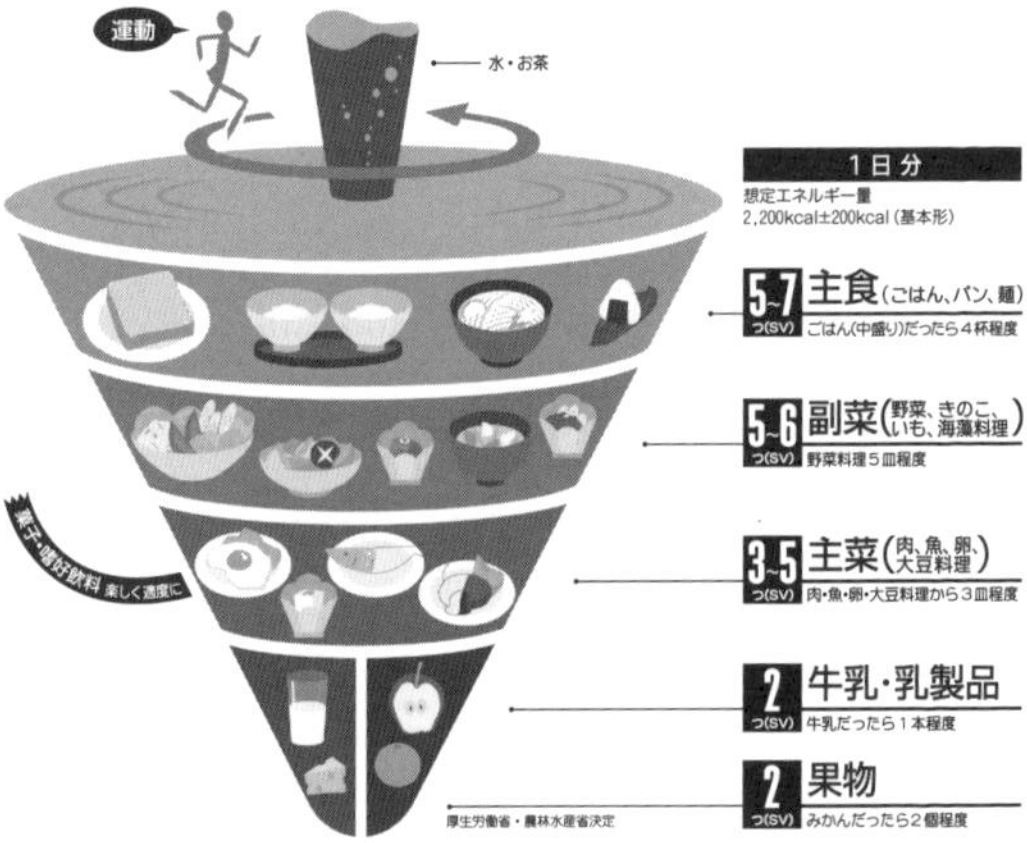

図4　栄養バランスコマ

厚生労働省：「食事バランスガイド」について（https://www.mhlw.go.jp/bunya/kenkou/eiyou-syokuji.html）から改変

も持続していることによるものと考えられている。

メモ

DOHaD＝Developmental Origins of Health and Disease［34］

近年、出生後の健康状態が在胎中の環境によって影響を受けるということが明らかになった。これはもともとは、低出生体重児は、成人期に糖尿病や高血圧、高脂血症など、いわゆるメタボリックシンドロームを

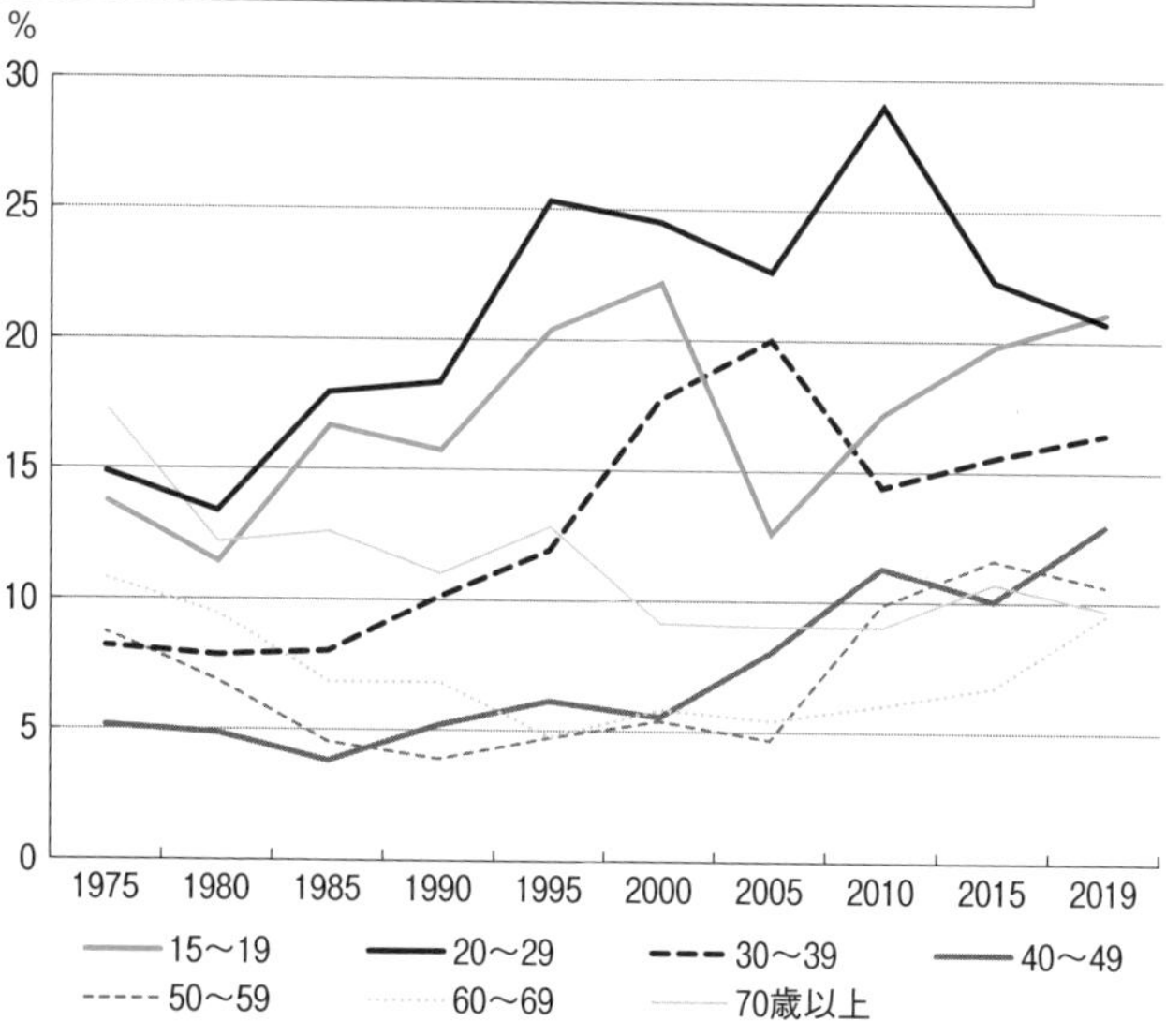

図5　BMIが18.5以下の女性の割合の年次変化

国民健康・栄養調査　身体状況調査　BMIの状況の年次推移（https://www.nibiohn.go.jp/eiken/kenkounippon21/eiyouchousa/keinen_henka_shintai.html）から作成

発症するリスクが高いという疫学調査の結果を説明するために、英国のバーカーらが提唱した「**胎児プログラミング仮説**」が元である。人類は、常に飢餓の危険に曝されてきたため、エネルギーをため込みやすい体質を持った者達が生存に有利で、自然淘汰によって現在の人類はこの体質を規定する遺伝子を持つに至った。この仮説では、子宮内で低栄養に曝された胎児は、出生体重が減少するばかりかその環境に適合するための体質変化が生じ、出生後に児の栄養環境が改善すると相対的な過栄養状態となるため、これらの疾病を発症するリスクが高くなる、と説明されている。しかし、この説明では説明しきれない現象、たとえば生活習慣病以外の疾病リスクや世代を超えて伝搬し得る疾病リスクなどもあり、これらの現象も含めて説明するために発展させたものが**DOHaD仮説**である。胎児期の影響により生じたリスクが次世代にまで伝えられることが、少なくともマウスや線虫を使った実験室のレベルでは示されている。ラマルクの唱えた獲得形質の遺伝との関係で興味あることである。

(b) 運動は、タンパク質の糖化を防ぐ

栄養バランスコマを勢いよく回すためには運動が必要である。運動によりエネルギー源であるグルコースを消費して、血液中の糖分が過剰に長時間留まることを避けることができる。高い糖濃度のもとではタンパク質に糖が結合し、老化や動脈硬化などの原因になる。この現象を利用して、糖尿病では、血液中のヘモグロビンA_{1C}の濃度が、糖尿病による障害の程度を示す指標として使われている。運動により血糖値を下げることができればタンパク質の糖化を防ぐことができる。運動はまた、筋肉量を増やし、カルシウム（Ca）の骨への沈着を促進し、丈夫な骨格を作ることができる。

(c) 睡眠は、生活の質を左右する

睡眠は、脳が活動を停止していることではなく、高度の生理機能に支えられた適応行動であり、能動的で重要な生理機能が脳によって、脳のために営まれる状態である。すなわち、**睡眠は脳の活動の1つである**。そして、**睡眠の適否が質の高い生活を左右する**。睡眠はさまざまな条件に影響される。年齢差、性差、個人差、季節差、文化差などがある。新生児は1日のほとんどの時間を寝ており、幼児期までに昼夜のリズムへの同調が成立し、中高齢期には睡眠の質が劣るようになる。全年齢を通して男

性の睡眠の質は女性のそれに比べて劣っている。個人差では、朝型（ヒバリ型）と夜型（フクロウ型）があり、これを**クロノタイプ**という。クロノタイプは遺伝子で決まるが、年齢とともに変化してくる。季節差では、「春眠暁を覚えず」とか「灯火親しむ頃」などの表現に表れている通りである。文明社会では、日勤・夜勤などに典型的に見られるように、生理的欲求の抑圧が求められる。

メモ 睡眠障害

時差（ジェットラグ）によって睡眠時間のずれに悩まされることはよく知られている。欧米ではこれまで夏時間（daylight saving time）の設定が行われており、これはジェットラグを無理矢理作り出すことで、**社会的ジェットラグ**といわれる。社会的ジェットラグはさまざまな健康リスクをもたらすことが明らかになっている（表5）。社会的ジェットラグがもたらす社会的影響を**サマータイム症候群**（表6）と言い、近年ヨーロッパを中心にその非生理性が問題にされ、やめようとの動きがある。

表5　社会的ジェットラグと健康リスク

グレリンの増加、レプチンの低下、食欲の増加
インスリン抵抗性の亢進
肥満
HDL コレステロールの低下
HPA 軸トーヌス亢進
認知機能低下
気分障害

註：グレリンは、成長ホルモンの分泌を促進するとともに、食欲を亢進させるホルモンの1種。レプチンは、脂肪細胞から分泌されるホルモンで、満腹感をもたらす。HDL コレステロールは、いわゆる善玉コレステロール。HPA は、視床下部（Hypothalamus）・脳下垂体（Pituitary）・副腎（Adrenal）が関係するストレス反応系。

表6　サマータイム症候群による障害

昼間の眠気
認知機能の低下
交通事故
心筋梗塞
うつ病
不登校・引きこもり
就業・学業放棄

睡眠は健康のために重要なものであるが、睡眠時間が長ければ長いほど良いというわけではない。7時間睡眠の人の死亡率を1とすると、睡眠時間が4時間以下の人の死亡率は1・62、10時間以上睡眠の人では1・73であったという報告がある。

短睡眠の原因としては、50歳代以降の睡眠構造の変化が、ある意味で生理的なものであるが、若年者の場合はメンタルヘルスに問題があるか、概日リズムの遅れによる入眠困難などがある可能性がある。また、近年では日本社会の夜型化、子どもでは塾通い、部活、習い事などやスマートフォンやSNSによる夜更かしなども重要な原因である。さらに、睡眠の重要さを知らないままにその解消に努めないことや、経済重視などの社会の条件も問題となっている。

短睡眠の持続などで睡眠時間が足りない状態を「**睡眠負債**」と言う[35]。

メモ

睡眠負債[36]

睡眠負債とは、数日以上にわたって睡眠不足が積み重なった状態のことで、一晩だけの睡眠不足や徹夜は睡眠負債とは言わない。睡眠は貯金できず、負債の返済には十分に眠る生活を3～4週間続ける必要がある。また、休日と平日の睡眠時間に差がなければ睡眠負債があるとは言えず、休日に2時間以上余計に寝ているなら負債があると考えられる。

睡眠不足がもたらす生活への影響としては、昼間の眠気、認知機能の低下、交通事故、不登校・引きこもり、就業・学業放棄などがある。健康上の問題としては、肥満の増加、心筋梗塞、うつ病や認知症リスクの上昇などがある[36]。

（3）予防接種は有効なのか

（a）予防接種の利点と注意点

古くから恐れられていた病気としては**天然痘**がある。天然痘は古代から恐れられさまざまな予防手段が工夫されてきた疾患である。天然痘にかかることを免れようとする試みは古代から行われてきている。一度かかるとまたかかることはないという経験から、さまざまな工夫の下に天然痘に軽くかからせようとの試みがなされた。その観察眼の確かさはヒトの素晴らしい能力ではあったが、ヒトの病気からの材料を用いる限り、軽症で済み重症な状態を避けることは困難で、あったにしても宝くじに当たるようなものであった。初めて安全な予防ができるようになるためには、1976年の**ジェンナー**による牛痘接種実験を待たねばならなかった。

WHOは、1958年に「天然痘根絶宣言」を出したが、1980年には「**天然痘撲滅宣言**」を出し、ここに地球上から天然痘がなくなった。[37][38]この間22年を要したことになる。WHOは次に**ポリオの撲滅**をめざすことになり、2000年にポリオ撲滅が近いことを表明したが、現時点では実現していない。その原因は、医学そのものの問題ではなく、紛争や社会的習慣（迷信や宗教上の理由）のために、予防接種が不可能な地域（アフガニスタンおよびパキスタン）が存在するためである。

予防できる疾患は予防することは当然のことであると思われるが、当然のことながら費用がかかる。この費用には経済的な問題と副反応という問題がある。経済的な問題としては、予防のための費用、たとえばワクチンおよびその接種のための費用と、罹患した場合の経済的損失、たとえば治療経費および後遺症に対する治療費や就業できていれば生み出すことができたはずの価値を考慮する必要がある。このことを**イン**

フルエンザ菌（Ｈｉｂ）感染症とその予防のためのワクチン接種について見てみる。Ｈｉｂは、特に小児では**髄膜炎**の原因として重要で、東南アジアを含め世界的には予防接種によりほとんど見られなくなっていたが、我が国ではつい最近まで悲惨な疾患の1つであった。ようやく日本においてもＨｉｂに対するワクチンが２００８年に承認され、２０１０年から公費助成の対象となり、さらに２０１３年からは定期接種の対象となった。これにより、２００８~２０１０年には、５歳未満の小児人口10万人当たり７・７の発生数であったものが、２０１４年には０にまで減少、要するに発生を見なくなった。[39][40] 髄膜炎の経済効果について、表7のような試算がある。予防接種のための経費が大変大きいように思われるが髄膜炎による

表７　髄膜炎とその予防の経済学

出生数　年間100万人 髄膜炎の１名の急性期医療費：100万円 髄膜炎での死亡者１名の生産損失：２億１千万円 後遺症による１名の生涯疾病負担額：５億４千万円 以上の仮定を基に損失を計算すると、 １年間の髄膜炎罹患者1,000人：急性期医療費＝10億円 １年間の髄膜炎による死亡者40名：生産損失＝84億円 後遺症者160名：生涯疾病負担額＝864億円 損失合計＝958億円 ワクチンを対象者全員に摂取した場合の費用は、 ワクチン費用１回7,000円を４回：年間ワクチン費用＝280億円

損失はこれよりもはるかに大きいことが分かる。

この試算には予防接種による副反応の経費は含まれていない。したがって、予防接種の経費と疾患罹患による損失の差はこれほどではないかもしれない。予防接種に反対する人々の理由はさまざまであるが、「自然が最良」という考えの一群の人々がいる。これらの人々は、いわゆる「はしかパーティ」、「水ぼうそうパーティ」などを開催し、はしかや水ぼうそうが発生したという情報があると、それを仲間内で流し合い、はしかや水ぼうそうにかかった子のいる家庭に集まり、自らの子どもたちに、はしかや水ぼうそうにかからせるということをしている。なぜ「自然が最良」なのかというと、予防接種には副反応（副作用）があることが第一の理由であるが、いわゆる「衛生仮説」を挙げることもあるようである。確かに副反応はゼロではない。しかし、たとえば、**はしか**はそれ自体も重篤になり得る感染症であるが、その一部に極めて重篤で100％死に至る合併症であるＳＳＰＥ（Subacute sclerosing panencephalitis）が発生することが知られている。[41] この合併症は麻疹に罹患した子どもも100万人当たり約16・1人に発生する。麻疹の生ワクチンの接種によっても発生する可能性が完全には否定しきれないにしても、確かな症例の報告はない。この悲惨な疾患を予防する唯一の手段はワクチン接種である。ワクチンに含まれている防腐剤としての水銀製剤によって自閉症が発生するなどとして、科学的に証明されていない副作用との因果関係を、データをねつ造してまで言い立てる医学者がいる[42]のは困ったことである。また、**衛生仮説**を理由にするに至っては、その本質を誤解していると言わざるを得ない（メモ P.10を参照）。

(b) 予防接種のワクチンには4種類ある

予防接種に使われるワクチンには、これまで生ワクチンと不活化ワクチンの2種類があったが、この2種のワクチンに加え、近年、新しい発想の2種類のワクチンが加わった（表8）。

生ワクチンは、弱毒化した病原体を生きたまま、すなわち接種された生体内に長期にわたって存在し続けるように接種することで抵抗性を持続させる目的で使われる。**不活化ワクチン**は病原体を何らかの方法で殺して、丸のままの病原体ではあるが生体中では活動できないようにしたものや、分離した菌体成分を接種して主に抗体を作らせる目的で使われる。

生ワクチンの優れた点は、かつて日本中を席巻したポリオの流行を完璧に止めたことによって実証された[43]。しかし、弱毒化されているとはいえ生きた病原体を接種することであることから、全く疾患を発症しないという保障はない。実際、野生株によるポリオの発生は完全に抑えられているにもかかわらず、毎年わずかながらワクチン株によるポリオ様疾患の発生が見られていた[44]。大流行を抑えるには極めて有効な生ワクチンの役割は、大流行が見られない状況下においては終わったと見なすことが必要で、世界的にはポリオの予防接種には不活化ワクチンが使われるようになっており、我が国でも

表8　ワクチンの種類

ワクチンの種類		説　明	例
生ワクチン		弱毒化した病原体そのもの	麻疹、ムンプス、風疹、水痘、ポリオ*、結核（BCG）など
不活化ワクチン		ホルマリンなどで殺した病原体あるいは病原体成分の一部あるいは無毒化された毒素	百日咳、ジフテリア、破傷風、インフルエンザ菌（Hib）、インフルエンザ、ポリオ*、ロタウイルス、肺炎球菌、ヒトパピローマウイルス（HPV）など
新規	核酸ワクチン	ウイルス成分タンパク質をコードしたmRNAにより、人体組織にウイルス成分を作らせる	新型コロナウイルス（MARS-CoV-2）
	ウイルスベクターワクチン	無毒性ウイルスに目的の抗原をコードする遺伝子を組み込んだウイルスを感染させる	新型コロナウイルス エボラウイルス

*：ポリオに対しては、生ワクチン接種が行われてきたが、稀にワクチン株のウイルスによるポリオの発生が避けられないことから、流行がない地域では不活化ワクチンに切り替えられている。

遅ればせながら、数年前に生ワクチンから不活化ワクチンへの切り替えが行われた。

核酸ワクチンは、病原体の感染に関わる菌体成分をコードした核酸を接種し、生体にその菌体成分を作らせ、それに対する抗体の産生を促す目的で使われる。菌体成分の分子構造が判明している場合には、手間暇がかかる菌体成分自体を合成したり、病原体から分離したり、弱毒化したりといった過程を省略し、合成が簡単な核酸を作りさえすれば有効なワクチンを作成することができるといった利点がある。このワクチンは新型コロナウイルスに対するワクチンとして、新しい病原体に対するワクチンが極めて短期間で実用化されたことから、一躍有名になった。ただし、用いられる核酸は、メッセンジャーＲＮＡで、生体に豊富に存在する分解酵素によって瞬時に分解されてしまうので、一定時間分解されないで存続させるための工夫が必要である。メッセンジャーＲＮＡは分解酵素で容易に分解されるとはいえ、１００％分解されるとは限らないこと、遺伝子核酸の産物であるとはいえ、遺伝子の正確なコピーであることから遺伝子治療と言えなくはない。遺伝子治療や遺伝子組み換え食品などで問題にされる諸問題と全く無縁であるとは言い切れないといった点には注意が必要であろう。

もう1つの新規ワクチンである**ウイルスベクターワクチン**は、ヒトに対して無害と考えられるウイルスの遺伝子に、目的の病原体の成分をコードする核酸を組み込み、ヒトの細胞に取り込ませて目的の成分を作らせ、それに反応する形で抗体を作らせるというものである。エボラウイルスに対するワクチンとして実用化されていたが、新型コロナウイルスに対するワクチンも実用化されている。ベクターとして使われるウイルスは、ヒトに対して無害であるとされているが、ウイルスベクターを用いた免疫不全症の遺伝子治療の際に白血病が発症したことがあり、注意深い観察が必要である。

ワクチンの有用性には疑う余地はないが、新型コロナワクチンに対する反対論者が理由として挙げる、ワクチンを巡る新しい事実にも注意する必要がある。新型コロナやインフルエンザのようにそのウイルスが高頻度で変異する場合に問題となる現象に、「**抗体依存性感染増強**（ＡＤＥ）」という現象と「**初抗原原罪現象**」が生じることが明らかになっている。ＡＤＥは、いくつかのタイプがあるデング熱などでは、自然感染の場合にも生じることがあり、必ずしもワクチンに限った問題ではない。初抗原原罪現象は、新しい変異ウイルスが生じる度に同種ウイルスに対するワクチンを追加接種すると、その効果が不充分になるということで、新型コロナワクチンの場合にも、４回目、５回目の接種の効果の有無が問題になっている。

メモ　副作用、副反応、有害事象[45]

ワクチンや薬剤についてしばしば耳にする言葉に、これらの言葉がある。予防接種を受けたり薬を飲んだりする際には、これらの言葉を正しく理解して説明を受ける必要がある。

副作用は、薬を飲んだりした際に、目的とした効果以外の、特に不快な効果が生じたときに用いられる。たとえば、てんかんの薬や花粉症の薬を飲んだとき眠くなることなどを指す。**副反応**は、予防接種を受けた際に、感染症にかかりにくくする効果以外の反応が生じたときに用いられる。たとえば、皮下注射や筋肉注射を受けたときに、注射部位が赤く腫れたり、発熱を見たりしたことを指す。**有害事象**は、薬を飲んだり、予防接種を受けたりした際に、飲んだ薬や注射に関係あるなしにかかわらず不快な事象が生じたときに使われる。たとえば、予防接種をした日の夕食後に気分が悪くなったりしたとき、気分を悪くするような物を食べた覚えはないが、また時間が経っていて予防接種との因果関係は分からないが、否定はしきれないときなどの場合に使われる。何らかの処置の際に、今はその処置との関係が分からないが、同様の処置の後に頻繁に同様の症状が生じたときには、処置と症状との関係について科学的な検討の価値が生じ、場合によってはその処置の新しい効果が発見される可能性がある。

（4）早期発見・早期治療（疾患スクリーニング）

我が国は、さまざまな疾患のスクリーニングが、特にがんのスクリーニング（いわゆるがん検診）が、世界の中でも最も普及している国であるといわれている。なぜ日本で行われているスクリーニングが世界中で行われていないのであろうか。理由は色々考えられる。一般に、スクリーニングの対象となる疾患については、表9のような要件が必要とされるが、がんのスクリーニングについては、表の中の7番目と9番目の項目が満たされているかどうかについて、世界的レベルではコンセンサスが得られていないことが大きな理由である。

医療行為が一般的なものとして世の中に広まるためには、何らかの方法でその**費用**

対効果が証明される必要がある。しかし、その証明は一定の条件の下で得られるものであり、世の中に広まったあとでは、その条件外の出来事が発生する機会が常に存在することを認識する必要がある。特にその医療行為が政策として行われるようになった場合には、その政策の検証という形でその目的が達成されているのか、あるいは予想外の費用が発生しているのかを常に監視し、政策の継続の可否を検討する必要がある。すなわち、スクリーニングが広く行われるようになって初めて、表の第7項が明らかになり、第9項の効果を上回る費用負担が生じることがある。

世の中で行われているスクリーニングの中でも、先天代謝異常症のように、第7項は疑いようがなく明らかで、費用については、経済的費用はともかくとして、「命」や「生活の質」などに関しては効果を上回

表9　疾患スクリーニングの要件[46]

1．	その疾患は重要な健康問題である。
2．	早期に検出されれば、適切な治療法が行い得る。
3．	スクリーニングで陽性と判定された場合に、確定診断のための方法が存在する。
4．	その疾患には相当期間の無症状期が存在する。
5．	鋭敏なスクリーニング方法が存在する。
6．	スクリーニング方法は適切であり、人々にとって受け入れられるものである。
7．	その疾患の自然歴が判明している。
8．	スクリーニング結果が陽性、あるいは擬陽性と判定されたヒトをフォローアップするためのシステムが確立されている。
9．	費用対効果で、効果が費用を上回る。
10．	スクリーニングの必要性とその意義が、それを受ける人々によく理解されている。

ることはまずあり得ないということから、少なくとも我が国では第9項も問題とされることはないであろう。しかし、がん検診の場合には、これらについても必ずしも自明というわけではない。

(a) がん検診には、いくつかの問題点がある

一般に、行動の決定には、①適切な目標の設定が必要である。たとえば、末期がんの患者の治療にあたっては、その目標が明確であり、妥当でなければならない。苦痛の除去は妥当な目標であろうが、治癒をめざすことは妥当とは言えないであろう。人の命は地球より重いと主張して、末期がんのために心肺停止になった患者に対して、「生命現象」を1秒でも延ばそうと、蘇生術を施すような行為は、認められるべきではない。このことを明確にする必要がある。

また、②ある行動をとった場合、その目標が達成されたか否かを検証し評価する必要がある。その際には、正しい評価法を採用する必要があるが、そのためには行動を始める段階において、評価可能性の確保をしておくことが望ましい。

がん検診の場合、その目標は何にすべきであろうか。考えられる目標は、①生存率の向上、②生存期間の延長、③死亡率の低下であるが、①と②は、2つのバイアスの

ために適切ではない。すなわち、length bias のために生存率は不適切であり、lead time bias のために生存期間は不適切である。

メモ　がん検診における2つのバイアス

1. Length bias

Length bias とは、悪性度の低いゆっくりと進展するがんほど、がんの進展中に検診で見つかる可能性は高くなる、すなわち検診で見つかるがんは悪性度が低くゆっくりと進展するがんなので、生存率は高くなるというバイアスである。

2. Lead time bias

Lead time bias とは、検診は症状が出る前に見つけるということなので、症状が出るまでの期間が生存期間に加わることになる、すなわち生存期間が長くなるというバイアスである。

これらのバイアスを避けるためには、③の死亡率の低下を目標にすることが正しい目標の設定ということになる。

それでは評価の方法についてはどうであろうか。新しい行動の効果の評価の場合、最も簡単な方法はこれまでの行動の効果と比較することである。しかし、この方法では時期が違うことによって当然存在する可能性のある条件の違い、たとえば副作用の多いがんの治療においては種々の支持療法が必須であるが、10年前と現在ではこの支持療法が大きく違っている可能性があり、これが治療成績の改善に相当程度関係している可能性がある。また、比較する客観的な指標を用いず、権威のありそうな人の印象によって評価するということもしばしば行われているが、これはほとんど評価というものに値しない。最も確実な評価方法は、いわゆる**無作為割り付け**による2つの群を作り、この群の間の違いを調べる方法である。行動を起こす場合には、あらかじめ2つあるいはそれ以上の群ができるような形で行動することが必要である。

現在日本では胃がん、肺がん、乳がん、前立腺がん、子宮頸がんなど、数多くのがん検診が行われている。小児のがんについても、かつては神経芽腫のスクリーニングが行われたことがあったが、要件を必ずしも満足させないという理由で中止となった。これは、一度実施された政策が不適切という理由で中止された稀有な例であるので、以下に詳しく見てみる。

・神経芽腫のスクリーニングはなぜ中断されたか

神経芽腫は、子どもに見られるがんの中で、白血病、脳腫瘍に次いで多く、また予後の大変悪いものである。ところがこのがんの多くでは、尿中に特異性が大変高い物質、すなわちカテコラミンの代謝産物が排泄されるという特徴がある。成人のがんの場合には、多数の**腫瘍マーカー**が存在する（表10）が、その**特異性**や**鋭敏性**はあまり高いとは言えない。それに対して、神経芽腫の場合の**尿中カテコラミン**の特異性と鋭

表10　各種臓器の主な腫瘍マーカー

	CEA	TPA	CA19-9 Span-1	CA125	SLX	AFP PIVKA-Ⅱ	NSE	SCC	PSA
消化管	○	○	○		△	◇			
肝臓	○	◎	○	△		◎			
胆道系	△	◎	◎	△	△				
膵臓	○	◎	◎		○				
肺	△	○	△		○		◎	◎	
子宮	△	△						◎	
卵巣	△	○	△	◎	○				
前立腺		◎	△		△				◎

◎：陽性率高い、○：陽性率比較的高い、△：陽性率やや低いが補助的診断価値がある、◇：AFP 産生胃がんなど
腫瘍マーカーの見方 日本臨床検査医学会（https://www.jslm.org/books/guideline/05_06/298.pdf）

敏性は極めて高く、これを検出することが診断に用いられる。表の第7項に関係することであるが、神経芽腫はその臨床経過にも特徴があり、1歳未満で診断された場合の治癒率が極めて高い。極端な場合には、自然治癒してしまうことも稀ではない。

これらの特徴に目をつけた先見的な小児科医達によって、京都を中心に神経芽腫のスクリーニングが始められた。その成果を基に1985年に全国レベルに拡大された。しかしながら、ここにこのがん検診としてのスクリーニングに落とし穴があった。このスクリーニングが進められることにより、臨床的に診断される神経芽腫が減少することが期待されたが、その期待は裏切られ、臨床的に診断される神経芽腫とスクリーニングで発見され診断された神経芽腫の総数が、スクリーニングが開始される以前の数のほぼ倍になることが明らかになり、スクリーニングは単に神経芽腫の数を上乗せするだけであることが明らかになった（図6[47]）。

ちなみに、神経芽腫の発生率を、国レベルでのスクリーニングを行っていない諸外国と比較してみると表11のようになる。

さらに、スクリーニングで発見された神経芽腫を治療しないで観察だけでフォローしていた例を、何らかの機会に摘出してみると、ほとんどの例が成熟して良性腫瘍の

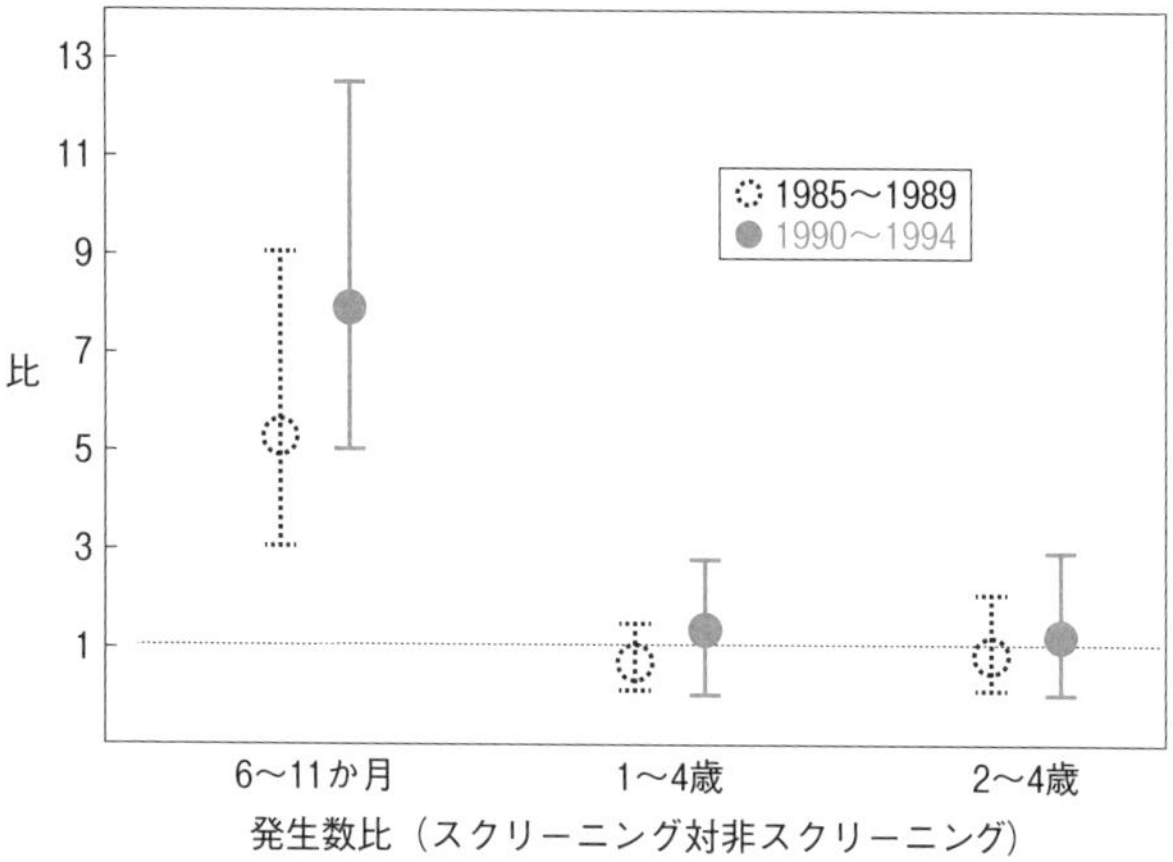

図６　スクリーニング前後における神経芽腫の年齢帯別発生数の比

スクリーニング群から発生した神経芽腫とスクリーニングを受けなかった群から発生した神経芽腫の発生数の比をグラフに表した図である。１歳未満では、当然この比は１より大きいが、１歳未満でスクリーニングを受けたがその結果が陰性であった群からは、発生するものはすでに発生してしまっているので、１歳以降ではこの比は１以下になってしかるべきであるが、このグラフは両群から発生する神経芽腫は同数であることを示している。すなわち、スクリーニングは、後に発生するであろう神経芽腫を早期に発見したわけではないということである。

表11　神経芽腫の年齢別発生率の諸国間比較[48]

		１歳未満	1～4歳	5～9歳	10～14歳	ASR
フランス		63.7	19.9	3.7	0.7	12.5
オーストリア		65.8	17.0	3.1	1.3	11.7
ドイツ		61.6	18.0	2.7	0.7	11.4
英国		33.7	19.9	3.6	0.5	10.1
日本	1979～1983	34.1	16.9	3.3	0.7	9.1
	1989～1993	162.6	17.1	5.4	1.3	20.0

ASR以外の数字は、すべてそれぞれの年齢帯の人口100万人当たりの数
ASR：年齢調整発生率

神経節腫になっていることが明らかになった[48]。また、発見された神経芽腫の治療の結果、治療死、二次がんの発生などもあり、スクリーニングのベネフィットばかりでなく、コストの面でも無視できないものがあることも明らかになった[49]。

もともと、神経芽腫は単一のがんではなく、少なくとも2種類のものがあることが、病理組織学的所見、遺伝子所見などから想定され始めていた（図7）が、スクリーニングによりその中の1つが多数見つかるようになり、事実であることが証明された形となった。

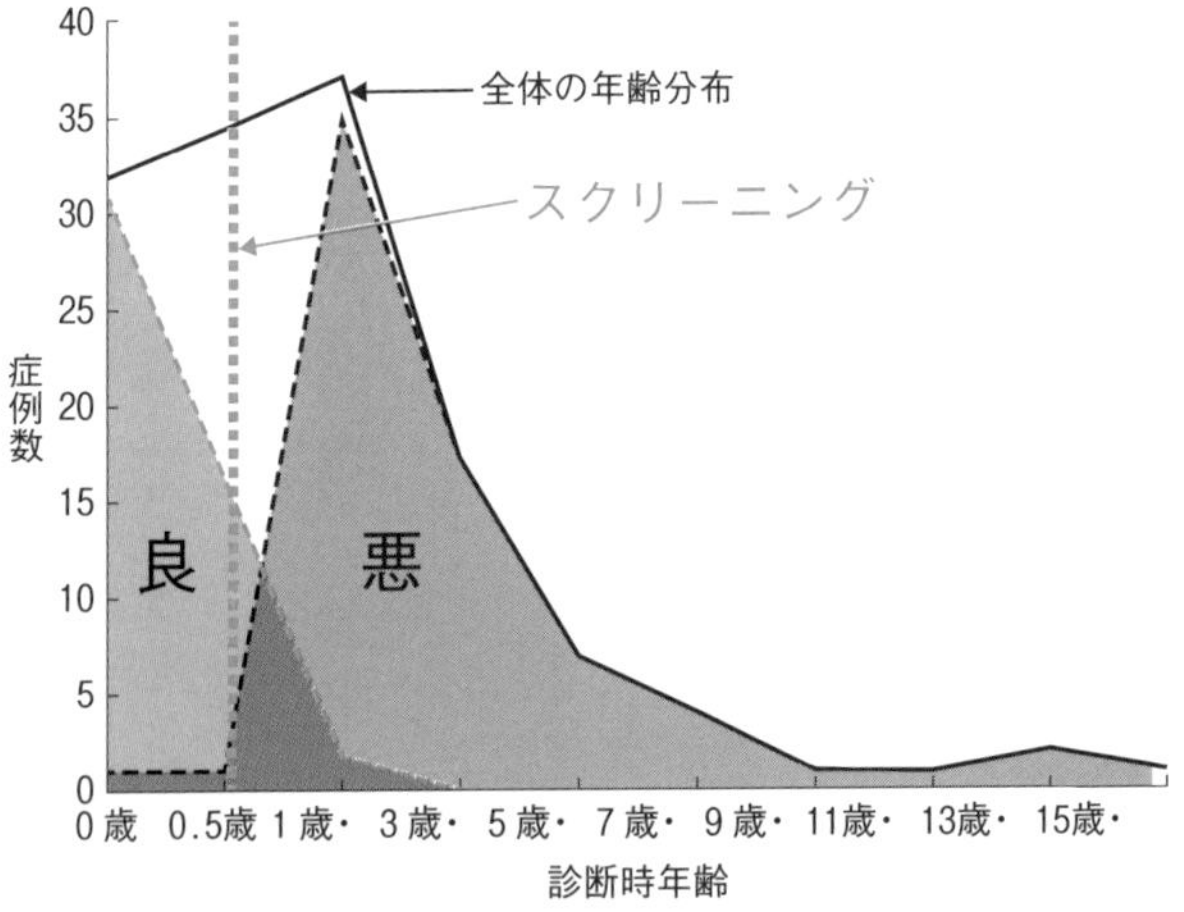

図7　神経芽腫の年齢分布

神経芽腫の年齢分布には2つのピークがある。これは、乳児期にピークがあるものと、3歳前後にピークがあるものとの2種類の腫瘍があると考えると説明できる。

このような理由により、1995年に中断（中止ではない）された。いったん採用された社会政策の中断（条件付きではあるが）という決定は、他にあまり例を見ない決定であり、当時の厚生労働省の英断であったと言うことができる。

一般に医療技術のみならず科学技術を社会政策として社会一般に普及させるためにはきちんとした手続きが必要である。

（b）医療技術の評価と意義（図8）

医療技術として確立され一般に普及することになっても、科学技術の例に漏れることなく、早晩より有効で副作用も少ないと思われる新しい技術が出現する。そしてこれまでの医療技術は新しいものに置き換え

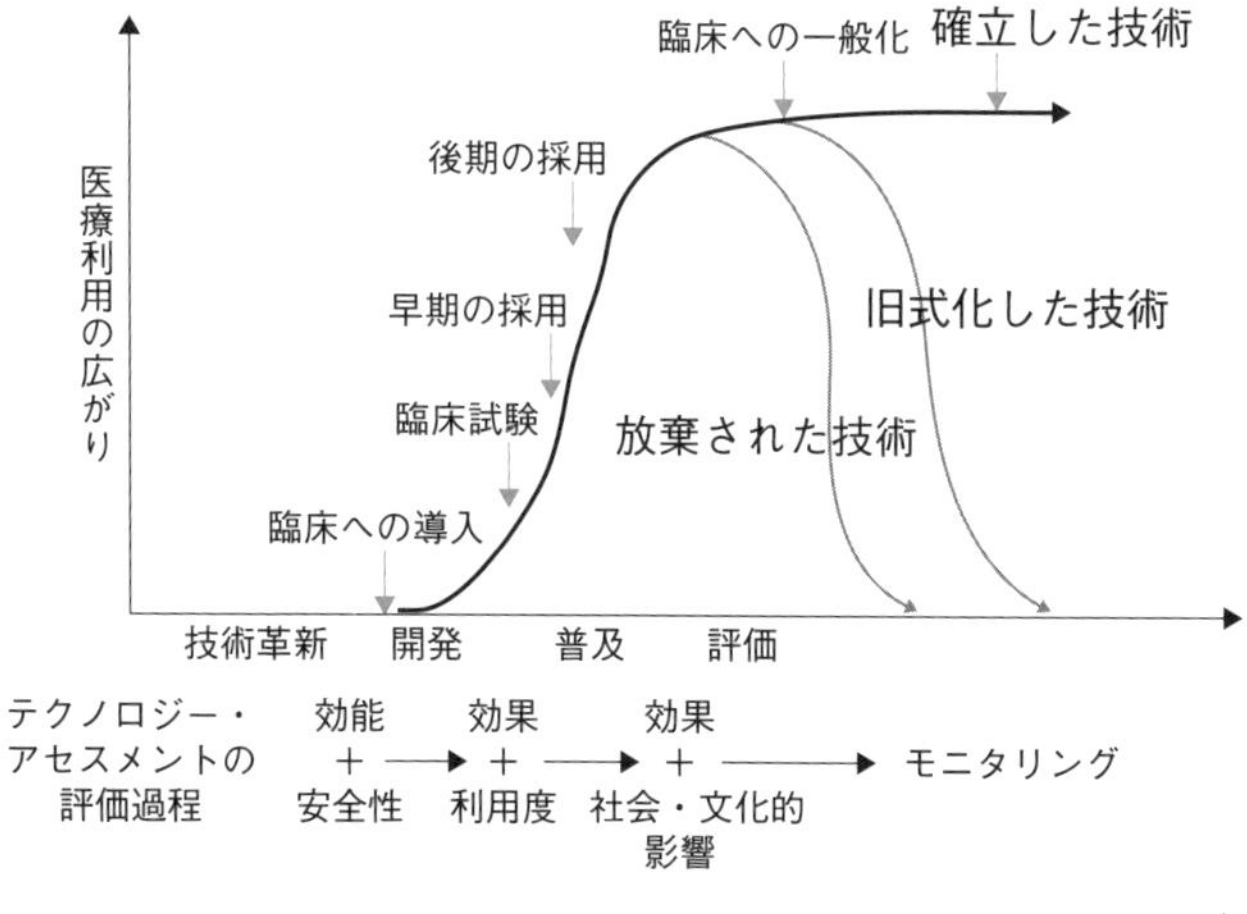

図8　新しい医療技術が開発されてから一般化するまでの過程

られる。新しい技術についてはまた同様の手続きによって評価される。したがって、神経芽腫のスクリーニングが中断されたのは厚生労働省の英断であったとはいえ、医療技術の社会的採用の手続きとしては当然の処置であったと言うべきである。

メモ

医療技術の評価

新しい技術としての薬剤・治療法や診断法などの医療技術が開発され、それを臨床の場に導入しようとする場合、まず行うべきは**臨床試験**である。これは第1相~第3相まで、前相の結果を踏まえて進められる。第3相で有効性が認められると臨床技術として採用(早期採用)される。臨床の現場でしばらく使われる間に、使用例が増えることで、無効例や稀な副作用などが見られることがあるため再度評価され、問題がなければそのまま継続される(後期採用)が、問題があれば医療技術としては放棄されることになる。このようにして有効な技術は、医療技術として確立され一般に普及することになる。

このように、科学技術については常に評価し、そのベネフィットとコストを検証・評価し続けることが重要であり、この検証・評価そのものも科学技術であるが、単に科学・技術だけではなく、社会的・文化的な影響も考慮する必要がある。それは、科学技術は社会の中で運用されるからであり、たとえば**脳死臓器移植**についてもこの観点からの議論が必要である。単に我が国でも可能な技術があるのに移植が行えないのは不条理であるという見方は、それこそ不条理な見方と言える。

人工的に加えられた力に対する反応には大きな個体差がある。まず、反応は生まれてから成人になり、老化して死に至るまでに大きな変化があるし、その変化のスピード、順序については個体差がある。比較的安定した段階の成人についても反応には個体差がある。近年、特にがん医療においては、変化した分子を標的にした**プレシジョン医療**が行われるようになってきているが、その場合でも一般に我々が測定で知ることができる反応は、複数の個体の**平均値**である。この平均値を扱うために必要な技術が**統計学**である。統計学の基本は、一定の確率で発生する目的外の出来事が、決められた割合（一般には5％）以下ならば正しいと見なすことであり、100％正しいことはあり得ない（all or nothing ＝悉無律《しつむりつ》ではとらえられない）ということを認めることである。事故が発生すると、「あってはならないことである」というような言い方がされるが、事故は一定の確率で発生するものであり、発生したときに備えてどのような準備をしておくかという観点でとらえなければならない[50]。想定外のこととして責任を免除するのではなく、想定して、そのことを明確にしていなかったことの責任を問うべきなのである。そうすることで、さまざまな観点から考慮することにより事故の確率をできるだけ小さくすることが事故を防ぐために重要なことである。それでも事故は起こり得ることではあるが。

医療に関係する分野でよく耳にするＥＢＭ（evidence-based medicine）は、これにしたがえば「絶対」適切な治療ができるというものではなく、どのような治療法でも大多数の患者（あらかじめ決められた有効例の割合に準じた数の患者）には有効でも、有効ではない患者も必ず存在する。

5．知っておきたい「基礎知識」としての医療リテラシー

（1）歴史から見た人類と医療

心と身体の関係は、大昔においては現在よりはなはだ強いものがあった。有史時代になってもどころか、現在でも「呪い殺す」、「呪詛《じゅそ》」、「調伏《ちょうぶく》」などがまことしやかに行われていることは、これらの言葉をインターネットで検索すると数多くヒットすることから分かる。苦痛を伴う体調不良があると「**お祈り**」を行い、超自然的なものに対して治癒祈願をし、平安無事・成功を求めた。西洋医学が導入される以前の江戸時代には天然痘などの疫病が流行し、「あまびえ」などという妖怪の話が作られたが、現今の新型コロナ流行に際してそれが復活したりもしている。それ以外にも同様な話が民間信仰として現在でも存在している。[51] やがて本人に代わって代行する者が現れて「神」との接触を試みて、神のお告げを述べ伝えることを生業とするようになった。やがて苦痛の軽減と偶然の出来事の経験、たとえばある種の草を食べると物を吐き出し、腹痛や悪心が軽減するなどの経験により、苦痛の軽減と特定の植物の摂取との関連に気づくといった経験が蓄積されるようになって、その関連が確かなものとして認

識され、そのような植物が**生薬**として広く用いられるようになった。[52][53] さまざまな状態に対応する植物の種類が増え、また一定程度以上に摂取するとかえって状態が悪化するといった事態も生まれ、それらの知識を身につけ、専らその成果に対する対価で生活するような者も現れ、**医術**と**医術者**が誕生したのであろう。さらに蓄積された経験を分析し、体系化することを経て、**科学**への一歩を踏み出し、医術から**医学**が生まれた。

近代以前の疾患についての考え方は、「**てんかん**」と「**感染症**」についての考え方の変遷を見てみると、よく分かる。まず**てんかん**は、すでに紀元前1067~1046年頃に書かれた文献のリストの26番目に記載されているといわれ、古くから知られた異常状態であった。これは、体内に入り込んだ**悪霊の仕業**と考えられ、また神業によるとして「**神聖病**」ともいわれていた。[54] ラファエル・サンティによる「キリストの変容」の下半分にある、父に後ろから支えられて右手を挙げている子どもは、身体を反らし、両手を突っ張らせ、白目をむいている。聖書の中でキリストに問われて答える父親の語りは、まさにてんかん患者を示している。キリストによればこれは体内に入り込んだ悪霊のためであるということで、これを追い出すことで治すことができるとされた。実際この絵の子どもは悪霊が出ていった後の情景であるとの説明がある。しかし、子どもの様子からは、まだ発作から回復しているようには思われないが。現在では衆知のように、てんかんは脳内の神経細胞の異常な電気的興奮に伴ってけいれんや意識障害などが発作的に起こる慢性的な脳の病気であるとされている。

人類の歴史は**感染症**との闘いの歴史であるといわれる。**ペスト**の流行によってヨーロッパの人口が3分の1にまで減少したという。また、一握りのスペイン人によってインカ帝国やマヤ帝国が滅亡してしまったのも、西洋文明の産物である優れた武器によるものではなく、スペイン人が持ち込んだ感染症が大きな役割を果たしている。コロンブスがアメリカ大陸を発見する前に、南北アメリカ大陸の人口の95％が葬り去られてしまっていたといわれる。[55]

ところが、感染症が病原体による疾患であることが常識となったのは、たかだか200年ほど前のことである。感染症の原因は外来性の因子である実体としての病原体によることが証明される以前は、「悪い空気」、「ミアズマ」、「瘴気《しょうき》」などと称する気体、または霧のようなエアロゾル状物質と考えられていた。やがて、レーウェンフックが顕微鏡を発明し、目に見えない「いきもの」である微生物が発見され、**パスツー**

ルによって、フラスコにぶどう酒を入れてしばらく放置すると腐敗するが、外の空気が簡単には中に入らないように、フラスコの筒状の部分を蛇のように長く伸ばしておくとなかなか腐敗しないことによる微生物の自然発生説の否定などを経て、**コッホ**によってその微生物が病気を引き起こす実体であることの発見、すなわち病原体の発見などにより、ようやく感染症が病原体によって引き起こされることが明らかになった。パスツールはまた、ぶどう酒を味が変わらない程度に加熱しておくと、やはり腐敗しないことなどから、熱に弱い、空気中の何かが腐敗の原因であることを明らかにした。ぶどう酒の加熱による腐敗の防止は、**低温殺菌法**あるいは、パスツールの名前をとって**パスツリゼーション**と呼ばれ、現在でも牛乳やビールなどの食品の腐敗防止のために行われている。

（2）西洋医学と東洋医学の大きな違い

ときに「科学」は、その客観性の故に「心」に対比される。特に直接ヒトを対象にする科学である「医学」は、その急速な発展も相まって、近代医学は「心」を置いてきぼりにしたような印象を与える。このようなとき、対比して持ち出されるのが東洋医学あるいは「漢方」である。ところで、近代医学ないしは西洋医学でない医学は必ずしも「漢方」ではない。東洋医学には、インドの伝統的医学であるアーユルヴェーダなどもある。四体液の調和を重視する**ギリシャ・アラビア医学**（ユナニ医学）、陰陽・五行のバランスを重視する伝統的中国医学（Traditional Chinese Medicine＝TCM）、**アーユルヴェーダ**は、**3大伝統医学**といわれる。これらの医学の特徴は**全体観の医学**（**ホリスティック医学**）であるということであり、これが**分析的医学**である西洋医学との大きな違いである。

ルネサンス以降、16世紀には、さまざまな新発見があり、また19世紀には**実験医学**が登場し、西洋医学は伝統医学的思考から自然科学へと方向を転じた。このようにして生まれ、発展してきた近代西洋医学に対する伝統的医学からの批判が、非全体観的な面に向かうのは当然である。全体観的医学からの近代西洋医学に対する批判の代表的なものの要点は次の2点である。

1．病気を診て人間を診ない傾向（人間を心を含めて診るより、病気だけを診る傾向）

2．病気の原因を外に求める傾向（病気の原因は外にあって、たとえば細菌やウイルスのように外から災いをもたらすものと見る傾向）

現代医療・医学（西洋医学）批判の際に、その対極にあるかのように持ち出されるものに、東洋医学ないしは漢方（中国医学）がある。その主張は、西洋医学が成し遂げていない領域について、それが西洋医学の根本的な欠陥であるかのようなニュアンスを持ってなされている。[56]伝統医学は、それぞれが生まれ発展してきた文化圏の影響の下に成り立ち、またその文化圏に影響を与えてきたものである。ＴＣＭ（**伝統的中国医学**）も、日本に入ってきてから日本文化の影響下で独自に発展し、現在の漢方になり、現在も変化しつつ西洋医学との折衷的なものになってきている。したがって、日本で**漢方**と言うとき、これは中国で発展してきた医学とは大きく異なり、ＴＣＭとは別のものと考えるべきものである。西洋医学はこれらの伝統医学と全く異なるものではなく、伝統医学を科学的に分析し、精密化した結果生まれた医学である。漢方は、このような科学的篩《ふるい》にかけられることなく、別個の発達を遂げて現在に至っている医療と言うことができる。[57]漢方には鍼灸《しんきゅう》などの物理的なものもあるが、主には生薬の内服によるものであろう。西洋医学の薬は強力で副作用が激しいが、漢方薬はジワッとゆっくり効くし、副作用のようなものも経験しないという話もよく聞くことがある。しかし、このような経験談はこれ自体すでに漢方の領域を出て、西洋医学の領域に属するものである。漢方は全く西洋医学とは異なる体系のもので、そもそも「副作用」という概念がない。漢方では、「証《しょう》」というものに対して医療行為を行う。西洋医学的見地から見て明らかな副作用と思われるものも、漢方では、それは「証」を間違えたから望ましくない効果が現れたものであると考えるのである。

（3）「薬剤」は何がどのようにして「薬剤」となったか

西洋医学で使われる薬剤の多くも、その元をたどると自然物に由来する（表12[52][53]）。

これらの自然物を摂取すると体調の変化が生じる。そのような体調の変化をもたらすものは何かを分析することからその成分（有効成分）を同定し、分離する、あるいはその構造と同様のものを

表12　身近な植物と日常診療で使われる薬の関係の例

薬	効能	植物
ジギタリス	強心薬	キツネノテブクロ
アトロピン	副交感神経の抑制	ベラドンナ
コルヒチン	痛風の薬、抗炎症薬	イヌサフラン
アコニチン	毒矢の毒、強心薬（漢方薬）	トリカブト
パクリタクセル	抗がん薬	セイヨウイチイ
ポドフィロトキシン	抗がん薬	ポドフィルム
ビンクリスチン	抗がん薬	ニチニチソウ
トラニラスト	抗アレルギー薬	ナンテン
コデイン	鎮咳、鎮痛、下痢止め	ケシ
サポニン	去痰薬（漢方薬）、表面活性剤	キキョウ、エゴノキなど

人工的に作り出すなどのことをしたものが薬として使われているわけである。たとえば、解熱鎮痛薬として、また心筋梗塞などで血栓形成予防薬として用いられているアスピリンも、柳の樹皮から精製されたサリチル酸が元になっている。

　この観点から見ると、生薬の混合物である漢方薬は、多種多様な薬理作用を持つ成分の混合物であり、またそれぞれの成分の含有割合もまちまちである。このままでは科学的検討になじまないと言わざるを得ない。

　生薬の中には、**発がん性**を有するものもある。生薬は、原理的に急性疾患に対して短期間服用するものではなく、長期にわたって継続的に服用することが原則であることから注意が必要である。たとえば、ヒドラスチス根（ゴールデンシール）は民間薬としても使われているが、毒性成分でもある有効成分はベルベリンアルカロイドである。米国の国立毒性研究センターは、ヒドラスチス根の抽出液ならびに個々の成分の発がん作用、ＤＮＡ損傷、遺伝子毒性の機序解明試験を行った（ラット、マウス）結果、発がんはＤＮＡ損傷によるものであり、その作用はベルベリンが最も強力で損傷の程度はベルベリン濃度と直接相関したという。そして、**国際がん研究機関**（ＩＡＲＣ）によりグループ２Ｂに分類されている（表13[58]）。

漢方生薬の発がん性などを警告する論文に対して、漢方生薬を治療に用いる人々から反論が寄せられている。[59] この論争から分かることは、漢方と西洋医学を同じ土俵の上で論じることは意味がないということである。明治以降に採用された西洋医学で教育された多くの我が国の医師や、現在の日本で生活している我々日本人の大多数は、考え方としては西洋医学的な思考方法のもとにある。また一方では多くの日本人の間ではいわゆる「**民間療法**」が無視できない形

表13　IARC による発がん性の分類（2021年３月26日アップデート）

グループ（物質数）		意　味	例
1（121）		ヒトに対して発がん性がある。	アルコール飲料、たばこ煙、紫外線、ベンゾピレン、ベンゼン、アフラトキシンなど
2（299）	A（89）	人に対して、おそらく発がん性がある。	アクリルアミド、亜硝酸塩、赤身の肉など
	B（318）	ヒトに対して発がん性があるかもしれない。	わらび、漬けもの、鉛、ヒドラスチ根、アロエなど
3（499）		ヒトに対して発がん性があるとは言えない。	コーヒー、茶など

Agents Classified by the IARC Monographs, Volumes 1–129
註：国際がん研究機関（International Agency for Research on Cancer, IARC）は、世界保健機関（WHO）の一機関で、発がん状況の監視、発がん原因の特定、発がん性物質のメカニズムの解明、発がん制御の科学的戦略の確立を目的として活動している。主に、人に対する発がん性に関するさまざまな物質・要因を評価し、４段階に分類している（グループ４は、発がん性の証拠がないことを示すので、表には含めていない）。IARC による発がん性の分類は、人に対する発がん性があるかどうかの「根拠の強さ」を示すもので、物質の発がん性の強さや曝露量に基づくリスクの大きさを示すものではない。

で、中には「科学的」という謳い文句のもとで行われている。このような中では、漢方（東洋医学）と西洋医学を区別し、さらに民間療法をそれらのいずれとも区別する必要がある。漢方生薬を分析し、その有効成分を同定するということは西洋医学の領域に踏み入ったということである。西洋医学における薬物の歴史を見れば明らかである。人類ばかりでなく、たとえばチンパンジーでさえある種の植物を食物としてではなく体調を回復させるために摂取することがあるといわれる。[52] ましてや人類は、偶然見つかった体調を左右することのあるさまざまな植物を薬として使ってきており、それを数千年にわたって蓄積されてきた知識の体系としたのが生薬である。漢方で使われる生薬はいくつかの植物を混合して、全体としてその効果を見ており、何が効いているのかは必ずしも明確ではない。極端な場合を言えば何も効いていない、すなわち西洋医学的に言えばプラシーボ効果に過ぎない可能性もある。内服する漢方薬の中には、サイの角、センザンコウの鱗、クマやトラなど、稀少動物の器官・組織や石膏のような鉱物など、少なくとも西洋医学的にはとても有効性があるとは思えないものもある。

前述のごとく漢方が対処する相手は「証」である。対処によって思わぬ効果が現れた場合、これを副作用ととらえるのではなく、「証」と対処の組み合わせが間違っていたというようにとらえる。すなわち、「証」を見間違っていたか、間違った対処の仕方をしたかである。したがって、漢方はそれなりの訓練を受けた**漢方医**が行うべきもので、一般市民が薬局で買い求めて使用することはもちろん、西洋医学の実践の中で薬品として「漢方薬」を使用することも好ましいことではない。西洋医学の実践の中で使用される薬品としての「漢方薬」は、薬品としては「不純物」を多種含み、主要な薬理作用以外にどのような効果をもたらすものか、特に短期の使用ならば問題ないにしても、長期に、あるいは繰り返し使用した場合にどのような結果が得られるかは不明であり、危険であると言わざるを得ない。

メモ

WHOによる伝統的中国医学の公認

近年、WHOが国際疾病分類11版において、TCMによる疾病分類を取り込むことによりこれを公認することになったが[60]、これがきっかけでセンザンコウ、トラ、サイ、ゾウなど絶滅危惧種を含む動物の内臓や角質などを求めて乱獲が進むのではないかと危惧されている。

・鍼治療の効果測定の難しさ

TCMには、薬ばかりではなく、物理的な力を利用したものもある。その代表的なものに「鍼《はり》」治療（acupuncture）がある。しばしば適用される疾患や状態は、疼痛、アレルギー、気分障害などである。鍼治療の有効性については多くの研究がなされており、肯定的なものばかりでなく否定的な結論のものも多いが、有効性についての研究は方法論的には当然のことながら西洋医学的なものである。さらに、それらに基づいたシステマティック・レビューも数多く発表されているが、それらも当然ながら西洋医学的観点からのものである。それらの多くは、「有効性についての証拠は不十分であり、より大規模でより良く計画された無作為化比較試験（RCT）によって確認する必要がある」という結論で締めくくっている。しかし、鍼治療のようなものに対してRCTを行うことは極めて困難である。鍼（はり）を刺すという行為をいかに被験者に気づかれずに行うかということに関して、さまざまな方法が工夫されているが、その困難性は容易に推測される。痛みの感覚は、皮膚のどこを刺しても生じるものではない。皮膚の痛みを感じる点は**痛点**と言い、1平方センチメータ当たり200～300あり、それ以外の所を針でついても痛みは感じない。[61] したがって、たまたま針が刺さったところを痛いと感じないこともあるが、刺したように見せかけるプラシーボを設定することは難しい。また、鍼の効果はある程度あるものの、**経絡**とはあまり関係なくそのわずかな効果は鍼をどこに刺してもあまり変わらないという研究結果さえある。[62][63]

メモ

システマティック・レビュー

臨床的な疑問について、それについて発表されている研究を網羅的に調査し、同質の研究をまとめ、バイアス（偏り）を評価しながら分析・統合を行うこと。

西洋医学においても、心と体の繋がりの重要性を無視しているわけではない。近年の脳科学の発展により、その繋がりが見え始めてきている。伝統医学の効果の多くがプラシーボ効果であるにしても、西洋医学的に見て、「実害」がなければ、プラシーボ効果も使い方次第ということができよう。

・インド医学を西洋医学から見ると

伝統医学の中で漢方ほど身近ではないが、アーユルヴェーダなどによる「瞑想」、「ヨーガ」なども近年話題になることが多い。しかしこれは、カースト制度に縛られた社会であるインドにおいて、「現生でのやる気」を奪う格差社会のシステムであるという見方もある。このような見方は極端な見方であるが、一面の真理でもあろう。これらも医学的に見て、必ずしも有害無益というわけではなく、**迷走神経系**を活性化することによる心と体の一体的な緊張緩和を図るための方法の1つであると言うこともできる。

ヒトは**外界環境**以外に、体内に**体内環境**を有しており、これを一定の状態に保とうとする仕組みが備わっている。体内環境はそれ自体変動するが、外界環境によっても変動する。外界環境の変動を感知するためにさまざまな感覚器官がある。外界環境と体内環境とを統一的に保つために生体は3つのシステム、すなわち**内分泌系**、**自律神経系**、**免疫系**を有している。この3つのシステムを統括している中枢が**間脳視床下部**である。しかし、この間脳視床下部が最上位の中枢かと言えばそうではない。さらにここを統括する上位の中枢がある。この上位の中枢は大脳の**ニューロンネットワーク**である。大脳のニューロンネットワークには、旧皮質と新皮質とがある。旧皮質には、過去の経験の蓄積があるが、それは記憶として蓄積された事実と、どう反応すればよいかという対処法の蓄積からなる。ここまでは、ヒト以外の動物に共通して存在するシステムであるが、ヒトの場合、さらに新皮質があって、記憶にある事実とそれに対する反応を調整することができる。たとえば、動物は、肉食動物が目に入ると、その情報が海馬などにある記憶を呼び覚まし、恐ろしいという扁桃体などの感情を引き起こし、交感神経系が働いて瞳孔が開いて目がらんらんと輝き、心臓がドキドキと激しく拍動する。そして胃や腸などの活動を低下させてそこで必要な血液を減らして筋肉に向かわせ、エネルギーを逃げることに集中させる機構が働く。このようなストレスに長期間曝されると、間脳のニューロンからの副腎皮質糖質ホルモン分泌ホルモン遊離ホルモンが分泌され、脳下垂体前葉から副腎皮質糖質ホルモン分泌ホルモンが分泌されて、副腎からストレスホルモンである副腎皮質糖質ホルモンが分泌される。またこれによって、免疫系の機能低下が生じて、感染症などへの抵抗力が減少してしまう。ヒトの場合には、単に逃げるだけではなくどう対処したらよいか、むしろ逃げるよりも別の手段がないかと、とっさに頭を巡らすことも行う。そして、この危機をうまく切り抜けると、また次に来るかもしれない同様の危機に備えて火を焚いて夜通し絶やさないようにすることなどを行うであろう。

こう見ると、少なくともインド医学の一部は、西洋医学的に見ても意味があるものを含んでいるように思われる。

(4) 民間薬、健康食品、サプリメント

健康志向の高まりに伴い、健康食品、サプリメント、トクホなどという言葉をよく耳にするようになった。これらはどのようなものなのであろうか。

(a) 医薬品・健康補助食品は、どのように分類されるか

医薬品や健康補助食品は、表14や図9のように分類されている。

民間薬に似たものにいわゆる健康増進あるいは老化防止を謳ったサプリメント（機能性食品など）がある。近年の健康志向の広がり、高齢人口の増加などに伴い、無数

の健康増進サプリの広告がテレビ、新聞を賑わしている。なかには、食いついたら離さないスッポンの丸焼きの粉末を使ったスタミナ増進サプリのような思わず吹き出してしまうようなものもあるが、何千キロも飛び続ける渡り鳥をヒントにした疲労回復サプリ、年齢とともに減少する筋肉を補強するためのアミノ酸サプリ、腰痛、肩の痛み、膝痛などに有効ないしは予防効果に注目した成分を認可の目一杯使用したと称する錠剤、年とともに脳から減少していく不飽和脂肪酸を補充するサプリなど、枚挙にいとまがない。有名人や、なんとか大学の名誉教授などの肩書きを持つ研究者（だった人）などが、詐欺にはならないような微妙な言い方で宣伝にくみしていたり、一見もっともなデータを示したりしている。データを示している宣伝の場合は、物質の血液中濃度の増減を示すに過ぎないものであったり、人に使ったときの

表14　医薬品と健康補助食品

食品		
	普通の食品	
	健康食品（一般食品）	
	栄養補助食品	
	健康補助食品	
	保健機能食品	
	機能性表示食品	届け出制
	栄養機能食品	自己認証性
	特定保健用食品	特別許可制（いわゆる「トクホ」）
医薬品		

効果を示したものではないことが大多数である。人に使ったときの効果の場合には、めざす効果が疲労回復、痛みの軽減や予防など「主観的」なものであることが特徴である。なかには、データを示す論文を示している場合もあるが、論文の著者が企業の研究所の研究者であったり、その製品の業界が掲載誌のスポンサーとなっていることも多く、いわゆる**利益相反**（Conflict of interest = ＣＯＩ）の観点から信頼性に欠けるものも少なくない。

いつまでも健康でいたい、また美しくいたい、できれば不老不死を願いたいという思いは歴史がたどれる限りの昔から人々が抱いてきた思いである。過去にはとんでもない健康法、美容法が考案され、実際に行われてき

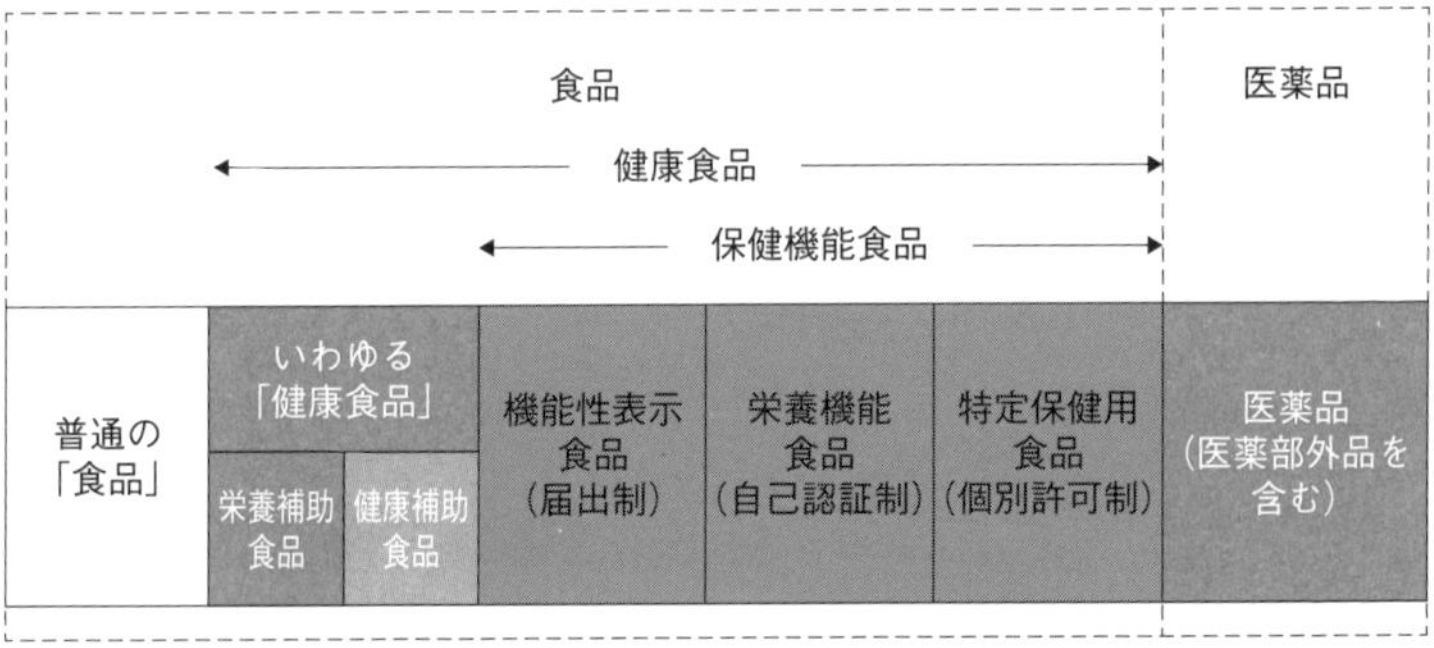

図9　医薬品と健康食品

註：厚生労働省「健康食品」のホームページ（https://www.mhlw.go.jp/stf/seisakunitsuite/bunya/kenkou_iryou/shokuhin/hokenkinou/index.html）から改変。

た[11]。現在ではしかるべき規制が行われており危険な食物や薬物は出回ることはないと思いがちであるが、とんでもない思い違いである。特定保健用食品として申請され、審査の結果「安全性が確定できない」と指摘された食品が、特定保健用食品としての申請は取り下げられたものの、機能性食品として販売され続けられるという記事が新聞（朝日新聞朝刊、２０１５年８月30日）に掲載されている。

また、有名俳優や有名人がいかに素晴らしいものかを語っているテレビ画面をよく見ると、白っぽい画面に白抜きの小さな字で、「個人の感想です。効能には個人差があります。必ずしも効能を証明するものではありません。」などとただし書きがされている。有名俳優や有名人の言動に惑わされることなく、よく見なければ分からないただし書きにも注意を向ける必要がある。

メモ　あるアミノ酸サプリ

『1日10粒で、アミノ酸2200mg、90日分で6367円、1日当たり約70円強、1週間で約500円。』この宣伝をどう見るか。表15を見てほしい。ここにある食材だけで1日当たり400円で約16000mgのアミノ酸が摂れる。筆者の生活感覚に基づいた価格設定と摂取量なので、最低の例かもしれないが、アミノ酸摂取量に関する限り、普通の食事を摂ることでずいぶん安上がりになることが分かる。ちなみに、必須アミノ酸の推定平均必要量として約20000mgという数字が計算されているが、表の食品欄の食材は、十分量の必須アミノ酸を含有している。これから言え

表15　食事からのアミノ酸摂取量と費用

	食　品	1日当たり摂取量	値段（円）	可食部100g当たりアミノ酸量（mg）
月	牛（サーロイン）	100g	1,500	15,000
火	豚（ロース）	100g	300	22,000
水	鶏（胸肉）	100g	50	18,000
木	サンマ	1尾（100g）	200	19,000
金	イワシ	2尾（100g）	80	10,000
土	サケ	1切れ（100g）	300	23,000
日	カキ（むき身）	5つぶ（100g）	400	5,700
1日	ー	100g	404	16,100

ることは、宇宙旅行に行こうというのでなければ、おいしい食事を摂る方がよほど充実した生活ができるのではないだろうか。

（b）メタボリックシンドロームは、なぜ怖いか

近年、「メタボ」という言葉をよく聞くが、これは「メタボリックシンドローム」を略した言葉で、太り気味で腹が出ている人をからかう言葉としても使われている。しかし、医学的には定義があり、「**動脈硬化性疾患の危険因子が集積した状態**」とされている。日本人の死因のトップはがんであるが、2位（心筋梗塞などの心疾患）と4位（脳梗塞や脳出血などの脳卒中）はいずれも動脈硬化などの血管が絡んだ疾患である（図10）。

心血管疾患の危険因子としては、高血圧、喫煙、糖尿病、脂質代謝異常、肥満など、生活習慣に関係する因子が重要である。

図を見ると、1980年頃にがんの順位が1位となり、その後急速に他の死因を引き離していることが分かるが、がんは高齢になるほど罹患率が高まることを考えると

当然のことで、がんによる死亡率増加は高齢化率の増加とほぼ並行している。他の死因である心疾患、老衰、肺炎なども高齢化に伴っての増加と考えられるが、これらの中で脳卒中は特別な変化をしている。それは、１９６０年代後半にピークを迎え、その後徐々に低下している。現在でもその傾向は残るものの、かつては日本人の食塩摂取量が多く、１９６０年代以降に減少し始め、それと平行して脳卒中による死亡が減少している。これは、敗戦後の復興期における欧米の援助や、朝鮮戦争・ベ

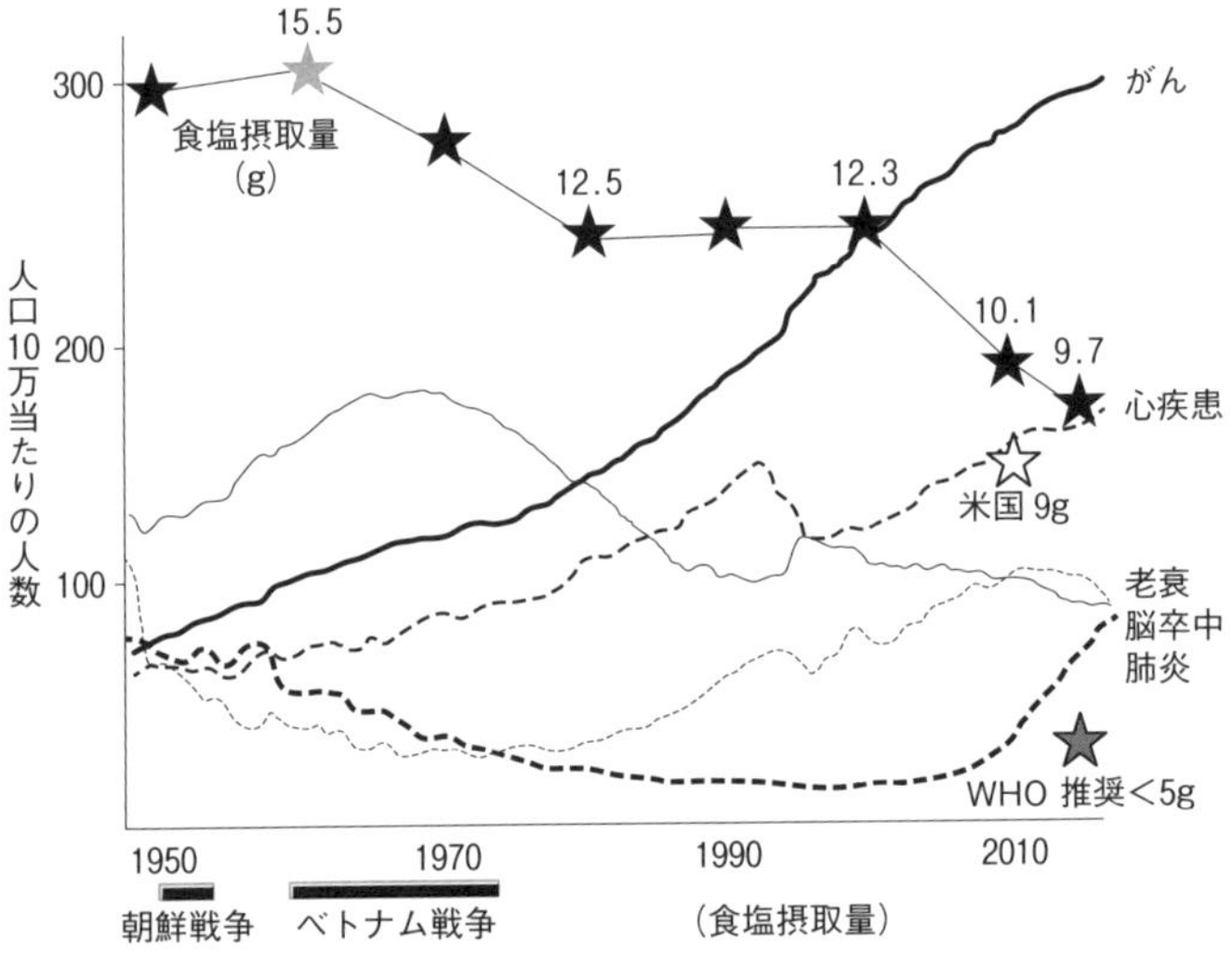

図10　日本人の５大死因の年次推移

星印で日本人の食塩摂取量の推移と、米国での食塩摂取量および WHO が推奨する食塩の摂取量の上限を加えてある。

トナム戦争などによる特需によって生活が豊かになるにつれ、食生活が欧米化、特に米国化したことの影響によるものと思われる。ちなみに、日本人の40～49歳の心疾患による死亡は人口10万人当たり20人であるのに対して、35～44歳の米国白人男性のそれは10万人当たり80人にものぼっており（図11）、40歳代での心筋梗塞も珍しくない。

その他にも食事と健康との関係を示す例は数多くあるが、相撲の力士の平均死亡時年齢もその1つである。昭和55年～平成14年の間に死亡した幕内経験力士１００人の死亡時年齢は、稀には91歳という高齢に至った元力士もいたが、平均では63・6歳であった。ちなみに平成14年の日本人男性の平均寿命は78・32歳であった[64]。

この短命の理由は、主に力士の多くが高血圧、高脂血症（高コレステロール）、糖尿病を患っているといわれていることと関係しているようである。力士は意識的に肥満になろうと努力しているわけで、これ自体が短命の主な原因であろう。欧米のスポーツの多くでは体重によってクラス分けを行っており、より合理的であると言える。

力士はエネルギーを意識的に過剰にとっており、使うエネルギーも多いとはいえ、バランス上は圧倒的に摂取過剰であろう。そうでなければ体重、その主な部分は脂肪の重さが増えるはずがない。これからも分かる通り、過剰なエネルギーは脂肪になって脂肪組織に蓄えられる。問題は、**脂肪組織**は単なるエネルギーの貯蔵庫ではないということである。脂肪細胞は、さまざまな**生理活性物質**（**アドポサイトカイン**と総称される）を産生・分泌していることが分かってきた。これらの生理活性物質はそれら自体の働きによってばかりでなく、**炎症性サイトカイン**との相互作用のもとに**全身性易炎症性状態**を引き起こすことが問題である。肥満はがんの発

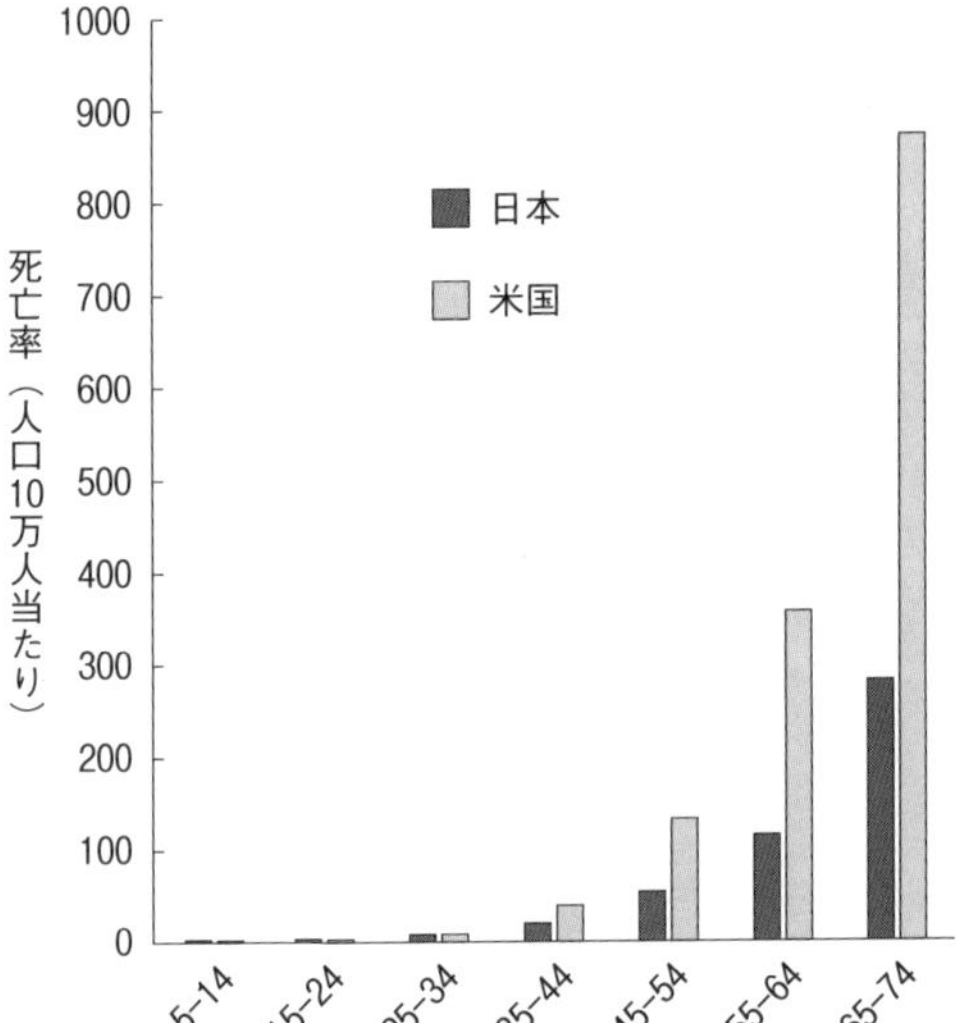

図11　心疾患の死亡率の日米比較

厚生労働省：心疾患－脳血管疾患死亡統計の概況　人口動態統計特殊報告－諸外国との比　較（https://www.mhlw.go.jp/toukei/saikin/hw/jinkou/tokusyu/sinno05/index.html　参照2022.1.28）から作成

生を促進するし、現在問題になっている新型コロナの重症化にも関係しているのはこの炎症促進作用によってであるといわれている。[65] 日本人は遺伝的に**内臓脂肪蓄積型肥満**、すなわちメタボになりやすい。日本人の横綱がほとんどいないのは、このことが大きく関係している。内臓脂肪蓄積型肥満は全身性易炎症状態であり、肥満に伴うさまざまな病態の発生に関係している。日本人はより軽度の肥満で糖尿病を発症するが、この肥満は内臓脂肪蓄積型肥満であって、単なるＢＭＩの高値としての肥満ではない。

（c）果糖は、何から摂るかが重要

脂肪は消費エネルギーの貯蔵のために作られるばかりでなく、エネルギーとしては使い道のない炭水化物の最終産物としても作られる。熱中症予防やスポーツ時の水分補給として何種類かの飲料水が販売されている。これらやその他の清涼飲料水の多くには甘味料が含まれている。その量は驚くべき量で、砂糖水に味を加えたものとも言えるほどである。ペットボトル１本（５００mL）の炭酸飲料には40～65ｇ（角砂糖十数個分）の糖分が入っている（図12）。

砂糖は、ブドウ糖と果糖が結合したもので、食べるとブドウ糖と果糖に分かれる。

ブドウ糖は、エネルギー源として重要で、特に脳ではエネルギーは専らブドウ糖から得ている。このブドウ糖はあまり甘くなく、砂糖の甘味の大部分は果糖が担っている。ところが果糖は、人体では利用できず、大部分は脂肪になってしまう。清涼飲料水の成分表を見ると、果糖ブドウ糖液糖というものが入っていることが分かる。この果糖ブドウ糖液糖がくせ者である。これは天然甘味料で、高果糖液糖（高フルクトース・コーンシロップ）あるいは異性化糖（表16）といわれ、肥満や糖尿病の原因になるもので、米国では使用禁

アクエリアス

	原材料	添加量
A	・果糖ぶどう糖液糖	6.3g
B	・塩化Na	60〜84mg
C	・クエン酸	60mg
F	・香料	25〜60mg
F	・クエン酸Na	25〜60mg
D	・アルギニン	25mg
B	・塩化K	15mg
D	・硫酸Mg	6mg
F	・乳酸Ca	1〜6mg
F	・酸化防止剤（ビタミンC）	1〜6mg
A	・甘味料（スクラロース）	1〜2.5mg
D	・イソロイシン	1mg
D	・バリン	1mg
D	・ロイシン	0.5mg

ポカリスエット

	原材料	添加量
A	・砂糖	6.2g
A	・果糖ぶどう糖液糖	
C	・果汁	0.12〜1g
B	・食塩	120g
C	・酸味料	38〜120mg
F	・香料	38〜120mg
B	・塩化K	38mg
F	・乳酸Ca	11mg
E	・調味料（アミノ酸）	2〜12mg
D	・塩化Mg	2mg
F	・塩化防止剤（ビタミンC）	1〜2mg

甘味…A　塩味…B　酸味…C
苦味…D　うま味…E
あまり味に影響与えない…F

図12　スポーツ飲料の組成の例

一般社団法人日本味覚協会運営サイト　味覚ステーション　http://mikakukyokai.net/2015/06/25/pokari_akueri2/（参照2018.9.4）より一部改変。

止運動が広まっている。[66]また、果糖はグルコースよりも数百倍強い**タンパク質糖化反応**を示し、老化を早める。

果糖の摂り過ぎは、肥満や2型糖尿病、非アルコール性肝疾患、脂質異常症、高尿酸血症などに関連することが明らかになっている。しかし、例のごとく科学的厳密性に基づいていえば、このことが直接の因果関係にあるのかどうかを示すということではない。

・果糖は、果物から摂りたい

たとえば、果糖を多く含む果物は健康に悪いのかといえば、そういうわけではない。むしろ「健康のために果物を摂りましょう」と推奨されている。重要なことは、何から果糖を摂るのかということである。２０１８年に報告された論文によれば、果物からの果糖摂取では影響がない一方、果糖含有飲料によるエネルギー過剰摂取が糖代謝を悪化させるという。また、果糖は満腹感を感じにくい糖であることも知られている。[67]甘い清涼飲料水や果汁ジュースから摂る果糖は、健康を害することが分かっている。果物を多く摂る人は経済的に余裕があ

表16　異性化糖の種類と特徴

・ブドウ糖果糖液糖	果糖含有率が50％未満
・果糖ブドウ糖液糖	果糖含有率が50％以上
・高果糖液糖	果糖含有率が90％以上
・砂糖混合異性果糖液	果糖ブドウ糖液糖に10％以上の砂糖を加えたもの

る人かもしれないし、果糖入りの甘い清涼飲料や果物ジュースを飲みながらファーストフードばかり食べている人々は、比較的経済的に恵まれない人々であることが多いことが分かっており、経済的要因が大きく関係している可能性もある。このように、問題はそう単純ではない。

メモ 果糖の代謝過程から見る果物の利点

果糖の一部は最終的にはグルコースになり、解糖系に入り代謝される。かつては、食事から摂取された果糖は、腸管で吸収後すぐに肝臓に送られ代謝されて脂肪となって蓄えられるといわれていたが、多くは小腸で代謝されることが明らかとなった。しかし、小腸における果糖の処理能力には限界があり、このレベルを超えるような過剰な量の果糖を摂取した際は、肝臓に直接入る果糖が増加するとともに、一部の果糖は腸内細菌によって代謝され、短鎖脂肪酸などが産生される。繊維などが豊富な果物は、果糖の流入が穏やかであり、小腸でしっかり処理されるー方、ジュースやソーダなどは果糖の流入が速く、小腸における処理能力を容易に超えてしまい、肝臓への果糖の流入量が増加し、脂肪肝形成など、メタボリックシンドロームなどの原因となる。[66][68]

果物が含む糖分は、果糖が大部分かというと、そうではない。果物39種類中、果糖がグルコースよりも多く含まれているものは21種類に過ぎない。それでも自然食品の中でも果物は、果糖の供給源の主なものである。それではどうしてそのような果物を摂ることが推奨されているのであろうか。そのためには個々の成分の多寡を問題にするのではなく、食物としての総合的な価値を評価する必要がある。果物には、糖分以外にも、食物繊維、電解質（カリウムなど）、ビタミン（ビタミンCなど）など多種類の栄養素が含まれている。食物繊維は、米、麦などの穀類にも含まれているが、エネルギー当たりの食物繊維の量を見ると、果物は米飯の10倍の食物繊維を含むといわれる。電解質の中でも食塩の成分であるナトリウムの取り過ぎは高血圧の原因となるが、カリウムはナトリウムの排泄を促し、高血圧対策として有用である。

このような果物であるが、日本人の果物消費量は、世界的に見ても少ない。２００９年の国連食料農業機関（ＦＡＯ）の統計によると、日本の果物消費量は世界平均２００ｇ、欧州平均２５１ｇ、アジア平均１７６ｇに対して、１４４ｇに過ぎない。２０１１年の国民健康・栄養調査によると、20〜40歳台の摂取量が極端に少なく50〜70ｇ台で、全年齢平均では、１人当たり１００ｇを少し超える程度で、推奨値の半分に過ぎない。このような中で、「果物のある食生活推進全国協議会」は、「毎日くだもの２００ｇ運動」[69]を推進している。この果物２００ｇとは目安として握り拳程度の大きさである。身近な果物について具体的に示すと表17のようになる。

表17　身近な果物200ｇの目安

りんご	1/2個
キウイ	1個
柿	1/2個
梨	1/2個
みかん	2個
いちご	20個
バナナ	1本
ぶどう（巨峰）	12粒
メロン（中）	1/2個
グレープフルーツ	1/2個

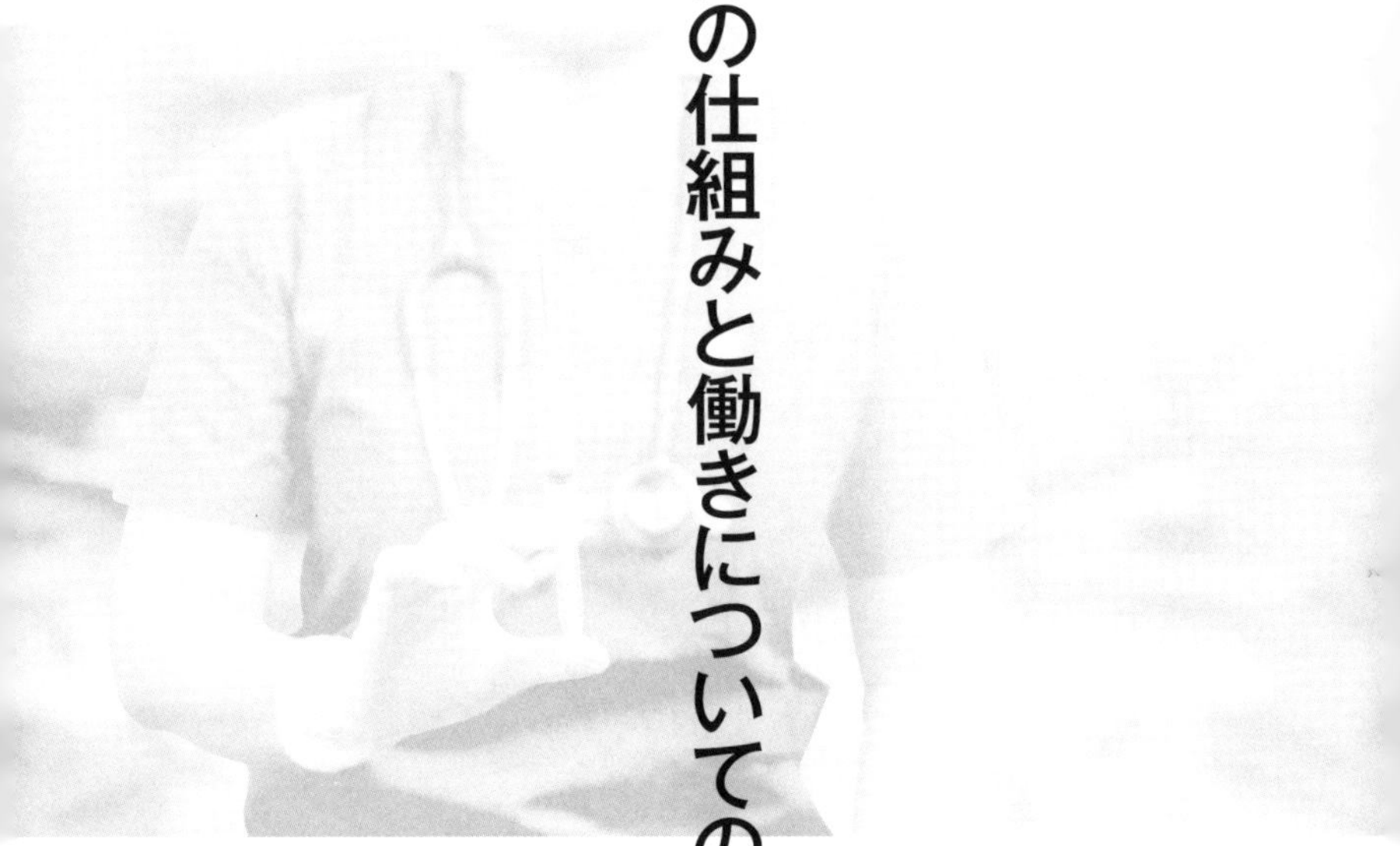

Ⅱ．人体の仕組みと働きについてのリテラシー

1．体内を一定に保つには、エネルギーが必要

「体内を一定に保つ」と言うとき、「体内」とは、体のどこを指すのだろうか。すなわち、身体の「中」と「外」とは、どのようなことであろうか。分かりやすくたとえるならば、身体の基本構造はチクワのようなものである。真ん中の開いている部分が口から始まり肛門で終わる消化管であり、その表面は粘膜で覆われている一方、外の焦げ目のついた部分が体表で、皮膚で覆われているというわけである。チクワで、私達が食べる部分が身体の「内」であって、一見身体の「内」のように見える消化管の内側は、実は身体の「外」というわけである。身体の「内」に、脳、心臓、肺臓、肝臓、腎臓、脾臓などの内臓と神経や血管などが収まっている。

身体の表面には、さまざまな感覚器官があって、外界の情報を身体の「内」に伝えるとともに、身体をつくり維持するための材料を外から取り込み、また体内でできた老廃物を体外に排泄する。

外界はさまざまに変化するが、体内はほぼ一定の状態に保たれている。これは、取り込んだ外界の情報に基づいて体内の状態を調節することで可能になる。体内の状態

は放っておけば外界と同じになってしまう、すなわちエントロピーが最大化してしまう。エントロピーを最小化するためにはエネルギーが必要である。つまり、エネルギーは身体を動かすためだけに必要なのではなく、体内の状態を一定に保つためにも必要である。したがって、寝ている間にも私達の体はエネルギーを使っている。このエネルギーを作るための代謝は「**基礎代謝**」と呼ばれる。

2．エネルギーは、グルコースを酸素に結合させて獲得する

エネルギーを得るためには燃料を燃やす必要がある。ここで燃やすというのは、酸素と結合させるという意味である。酸素と結合すると高い熱が発生するのが普通であるが、生物の体内では**酵素**の働きで高い熱の発生を伴わずに酸素に結合することができる。生物が利用する燃料の主なものは、グルコース（ブドウ糖）である。グルコースは、食物中にそのものとして含まれるだけではなく、米や小麦などに含まれるデンプンが消化管で分解されて生成される。ものが燃えるためには酸素が必要であるが、酸素は空気中のものが肺から取り込まれる。炭水化物であるブドウ糖が燃えると、炭

酸ガスと水になり、炭酸ガスは肺から、水は腎臓から排出される。

メモ　エネルギーの産生と保存の過程

グルコースは、**解糖**という過程で、持っているエネルギーをATP（アデノシン三リン酸）という形に変換して貯蔵する。ATPは、エネルギーを必要とする身体・精神活動の際の反応を媒介している。グルコースはまず、酸素を必要としない解糖反応（主に、**エムデン・マイヤー反応**という**嫌気性解糖**）で、エネルギーをADP（アデノシン二リン酸）に渡し、ATPにする。嫌気性解糖では、グルコースはピルビン酸にまで分解される。ピルビン酸は、酸素のある状況では**ミトコンドリア**内に備わっているTCA（**トリカルボン酸**）**回路**（発見者の名をとって**クレブス回路**と呼ばれることもある）と称する反応系で、酸素と結合しながら水と炭酸ガスにまで分解される（**好気性解糖**）。好気性解糖では、嫌気性解糖の10数倍のATPが産生される。酸素がない状態では、ピルビン酸は乳酸になる。また、好気性解糖の過程では、ビタミンB_1が必要である。

3．酸素は、血流によって、脳や心臓などの臓器に運ばれる

肺から取り込まれた酸素は、血液中の赤血球の中にある**ヘモグロビン**に結合して、身体の隅々に運ばれる。また、発生した炭酸ガスや水はもちろんのこと、血液によって脳や心臓に運ばれる。消化管から吸収されたグルコースもまた血液によって、燃料を必要とする場所に運ばれる。身体の中でものが移動するのは、主に血液の流れによっているが、血液の流れを作るのが心臓であり、ポンプのような役割をしている。袋状の心臓自体は、その袋の中には血液が存在するが、心臓が必要とする酸素は、その血液から得るのではなく、心臓の筋肉内に張り巡らされた血管内の血液から得ている。

以下では、臓器と器官の基本的な構造と働き（機能）を述べるが、それらに関する病気については、『家庭の医学』などの健康書が多数あるので、ここでは構造や機能

を理解するために必要なものだけに限って述べる。

4. 消化管の働き

消化管の第一の役割は、食物の消化と吸収である。もう1つ忘れられがちな役割として、細菌のすみかとしての役割がある。

(1) 消化と吸収の仕組み

口から入った食べ物は、まず胃で消化される。胃の粘膜からは消化液が分泌され、これにより主にタンパク質がアミノ酸へと分解され始める。胃の消化液には、**塩酸**、**ペプシン**が含まれている。胃から分泌される塩酸は極めて強力な酸であり、うっかり指を突っ込んだりすると指が溶けてしまう。どうして胃は溶けないかというと、胃の粘膜の表面を粘液が覆って塩酸の作用から守っているからである。ときにこの粘膜の働きが不十分だったりすると胃が溶かされて胃潰瘍になったりする。驚いたことにこの強い酸性の環境でも生存している細菌が最近見つかり、胃潰瘍や胃がん、あるいはさまざまな自己免疫疾患の原因になっていることが分かった。これがいわゆる**ピロリ**

菌（*Helicobacter pylori*）である。[70] アルコールなどは胃で吸収されるが、他の大部分の食物は、半ば消化された状態で十二指腸に送られる。

十二指腸へは、**膵臓**から**膵液**が分泌され、**肝臓**から**胆汁**が排泄される。膵液には強力なタンパク分解酵素である、**トリプシン**、**キモトリプシン**などや、脂肪分解酵素である**リパーゼ**が分泌される。トリプシンによりタンパク質はアミノ酸にまで分解され、小腸で吸収されるようになる。リパーゼにより脂肪は、グリセリンと脂肪酸にまで分解され、小腸から吸収される。胆汁は、石けんのような働きをして脂肪を水に溶かし、リパーゼが働きやすくするとともに、脂肪に溶けているビタミン（ビタミンA、ビタミンD、ビタミンKなど）が、小腸から吸収されるようにする働きをしている。

吸収される量は、接触する面積に比例する。腸の吸収する面の広さはテニスコート一面に相当する200㎡にも及んでいる。小腸の長さは7～8ｍという極めて長大なものである。さらに、小腸の壁には多くの皺がある。皺をよく見ると毛羽立ったように見えるが、これは**絨毛**であり、その表面は腸の細胞が覆っている。その細胞の腸に面した細胞膜には、顕微鏡で見ると**微絨毛**という突起が無数に突き出ている。この突起の表面を小腸すべてで合計したものが、前述のテニスコート一面になるというわけである。

このような長大な小腸が折り重なって腹腔に収まっている。こんがらからないのは腸は**腸間膜**によって後腹壁に固定されているからであるが、ときにこんがらがってしまうこともある。そうすると内容物が移動できなくなり**腸閉塞**の状態になる。

（2）腸内は細菌だらけ

・腸に住み着いている細菌（腸内細菌叢〈腸内フローラ〉）の総量は1・5kg

腸の中には500兆～1000兆個の細菌がおり、その種類は500～1000種といわれている。その総重量は1・5kgにもなる。**便**の重さの80％は水分であるが、残りの、すなわち乾燥させた便の重量の3分の1は細菌である。[71]

人類の歴史は感染症との闘いであると言ったが、このような大量の細菌が体内に存在するということは、人類は感染症の原因の1つである細菌に負けたのかというと、そうではない。むしろ、動物を飼い慣らして家畜としてきたのと同様、細菌を体内に取り込み利用している面が強い（旧友仮説[9]）。そもそも、人体を構成する60兆個にも及ぶ細胞にはミトコンドリアという細胞小器官が存在するが、これはもともとは原始的な細菌であったもので、細胞はこれを取り込み、エネルギー産生器官として利用するようになったものである。

たとえば血液を固めて出血を止めるために重要なビタミンKは、納豆などの食品に含まれているが、**腸内細菌**によっても合成されて利用されており、新生児期以外には栄養素として摂取する必要はない。しかし、抗生物質などで腸

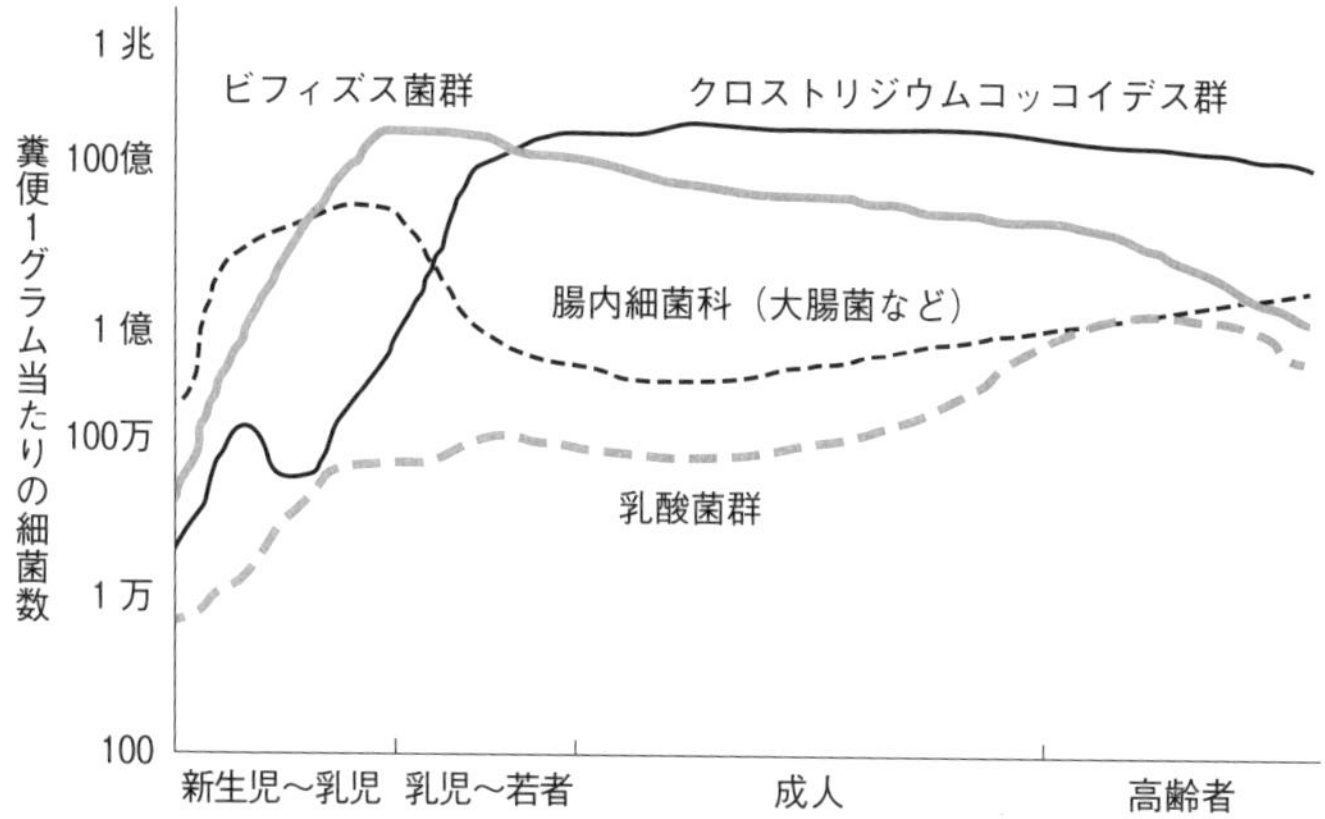

図13　健康人の年齢による腸内細菌叢における細菌の種類

（山城雄一郎：妊婦の喫煙は腸内細菌や膣内細菌の異常を生じ，児の健康に影響する―文献的考察―．日本小児禁煙研究会雑誌2016；6：10-13.）

腸内細菌叢を構成する細菌群は、胎児期に子宮内で得られた菌に加え、出産時に産道を通過する際に際に曝露された菌群であるビフィズス菌、乳酸菌、大腸菌などの腸内細菌科の細菌などで、これらの細菌群の相互関係により生後6ヵ月頃に確立される。腸内細菌科の細菌の大部分のものは非病原性であるが、一部のものは病原性であり、しばしば下痢などの症状を伴う腸管感染症の原因になる。このような例として、下痢原性大腸菌（毒素原性大腸菌、腸管出血性大腸菌など）、赤痢菌、食中毒性サルモネラなどが挙げられる。ただし、健康人では腸内細菌科に属する菌数が占める割合は1％にも満たず、大部分は偏性好気性菌であるバクテロイド属やユーバクテリウム属の細菌である。クロストリジウムに属する細菌は偏性嫌気性菌で、ボツリヌス菌、ウエルシ菌など、食中毒や重篤な疾患をきたす菌も多い。しかし、図にあるクロストリジウムコッコイデスは有用菌の1つで、現在ではブラウディア属に分類され、ブラウディアコッコイデスと呼ばれる。高齢者、糖尿病患者、肝硬変患者、大腸がんや乳がんなどの患者では、減少していることが知られている。

内細菌を殺してしまうと不足して、出血傾向が現れる。もっとも、納豆に含まれるビタミンKも、納豆を作る納豆菌が作り出したもので、やはり細菌のおかげではある。とはいえ、すべての腸内細菌が人間の役に立っているのかというとそういうわけではない。生物の役に立つのはいわゆる善玉菌であるが、悪玉菌といわれる有害な細菌もそれなりに存在する。機能性表示食品などには特殊な善玉菌を何百万個も含むと称し、また胃の強い酸に耐えて腸にまで届くという触れ込みのものがあるが、その効果は一時的で、すぐに元の細菌構成に戻ってしまう。**食物繊維**を十分に摂るなど、良質な食事で**腸内環境**を整えることの方が善玉菌優位の状態を保つためには大切である。

（3）便をじっくりと観察してみよう

ところで、出した自分の便をじっくり眺めたり臭いを嗅いだりしたことが、どの程度あるであろうか。便の性状を知ることは、腸の中の情報を知るために欠かすことができないものである。便だけではない、尿や鼻水、痰など、身体の奥の方から出てくるものすべてにも同様のことが言える。汚い！　と言って見る間もなく捨ててしまうのは、そのような意味で、実にもったいないことである。内視鏡検査は、最終的には必要であっても、その検査を受ける前に、自分の体内から出てきたものをよく観察して、自分で情報を集めておくことが得策である。

便の臭いの素は、腸内細菌によってタンパク質が分解された結果できるスカトール、インドールという物質である。便秘などで腸内の滞留時間が長くなるとき、動物性タンパク質を多く摂取したとき、強いストレスを感じているときなどでは、臭いが強くなる。また、膵疾患や直腸がんでは、特に強い臭いを発するといわれる。正常の便は黄褐色であるが、これはヘモグロビンからできるビリルビンや、その代謝物であるウロビリノーゲンなどの色である。ときに便の色が緑がかっていることがある。これは元の黄色い色素が酸化されたためで心配なものではない。黒い色の便は、貧血のために鉄剤を服用している場合にも見られるが、特にどろっとした便が黒い場合は、**タール便**といって比較的腸の口側近くからの出血の場合に見られる。赤い血液と思われる色がついている場合、それが表面についていて硬い便の場合は、切れ痔からの出血のことが大部分であるが、軟らかい便に混ざっていたり、粘液様のものと一緒であったりする場合は、過敏性腸疾患や大腸炎などである場合が多く、医師の診断を求めた方がよい。ただし、赤ちゃんのおしめに赤煉瓦のような色のものが付着している場合は、代謝活性の高い赤ちゃんの尿に排泄された尿酸が、体外に出て冷えたためにできた結晶であることも多く、赤ちゃんが元気ならば慌てる必要はない。白っぽい便は、黄色の元になるビリルビンやその代謝物が腸に出なくなるために見られるので、胆道の病気であることが多い。生まれて間もない乳児の場合は、**母子手帳**にある**便の色見本**に照らし合わせて、**先天性胆道閉鎖症**が疑われる場合には、早急に医療機関を受診する必要がある。乳児で、下痢便に白色の便塊が混ざっているような場合には、**ロタウイルス感染症**が疑われるが、米のとぎ汁様の白い下痢便が出る場合は、**コレラ**が疑われる。その場合、嘔吐や腹痛、発熱など他にもさまざまな症状を伴い、便の性状だけが問題になるということはない。

5. 呼吸器の働き

酸素を取り入れ、炭酸ガスを排出するというガス交換のための器官が、呼吸器である。陸上脊椎動物の場合、この呼吸器の入り口は鼻孔で、咽頭、喉頭を経て気管・気管支・細気管支に至り、最終的に肺胞に行き着く。ここで、ヒト以外の動物では、空気の通り道と食物の通り道は分離しており、呼吸器の入り口は鼻孔であって口ではないということが重要である。口呼吸ができるようになる前の新生児では、口をふさいでもなんともないが、鼻孔をふさぐと呼吸ができず最悪の場合死んでしまう。

体内で使われる酸素は、血液によって全身に運ばれるが、まずは血液に酸素を取り込まねばならない。酸素は供給源と受給先とが膜を隔てて接することで、その濃度の勾配にしたがって移動することで取り込まれる。肺の中の気道終末部の**肺胞**の膜を隔てて、肺胞内の酸素は膜の向こう側の血液に移動し、血液中のヘモグロビンに結合することによって全

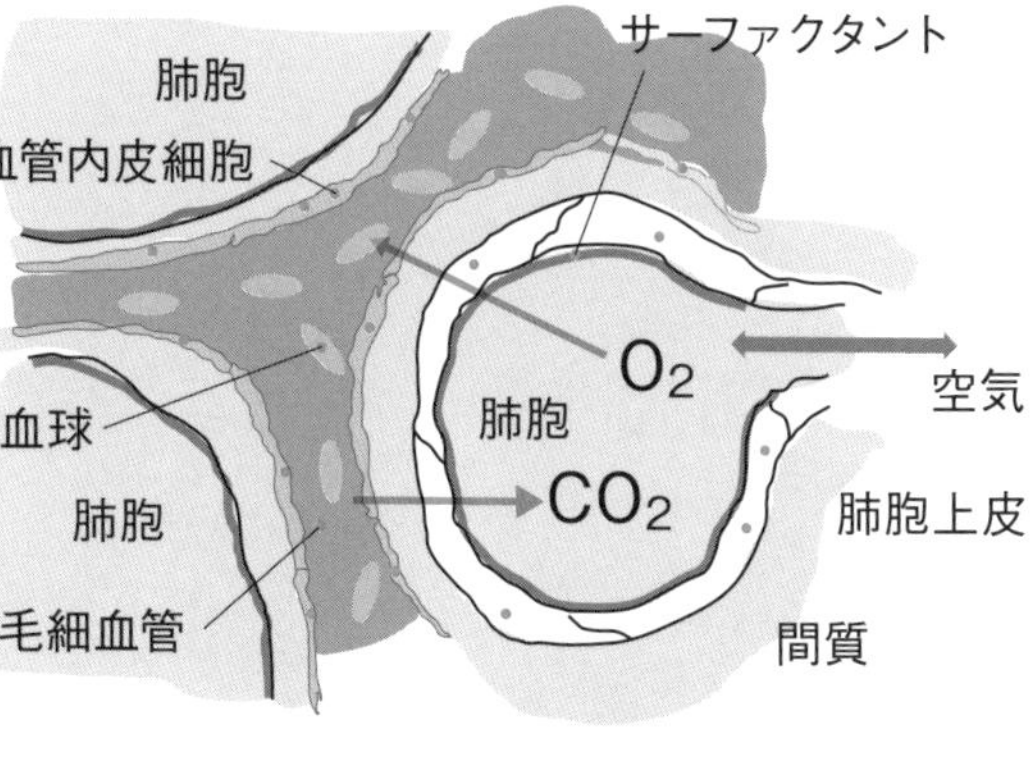

図14　肺胞の微細構造

空気は、呼吸運動によって肺胞に出入りしている。空気中の酸素（O_2）は、肺胞上皮、間質を通り抜けて、間質にある毛細血管中の赤血球に到達し、ヘモグロビンに結合して全身に運ばれる。末梢組織から血液で運ばれてきた炭酸ガス（CO_2）は、酸素と逆の流れで肺胞に達し、呼気とともに体外に排泄される。肺胞の内面は、肺胞上皮によって作られたサーファクタントと呼ばれる一種の界面活性剤によって裏打ちされており、水の表面張力によって、肺胞が潰れてしまわないようになっている。

身に運ばれる（図14）。

肺胞は、気道の終末部にぶどうの房のようについているが、ここでも物質の移動が起こるので、その面積は極めて大きく、バレーボールのコート半面ほどにもなる。これが右と左の胸腔に収まっている。肺胞への空気の出入りは**呼吸運動**によって生じる。呼吸運動は鞴《ふいご》の動きにたとえられる。**肋間筋**の働きで胸郭が膨らみ、**横隔膜**が収縮して下がることで肺胞の中への空気の流れが生じる（吸気）。ガス交換が行われる肺胞は、大変小さな風船みたいなものである。

メモ

肺の表面活性剤としてのサーファクタント

風船の内側には水の膜が張り付いていて、その表面張力のために、中の圧がある程度高くないと風船はつぶれてしまう。ゴム風船を膨らませるときのように、つぶれた風船に空気を入れるためには大変大きな力が必要である。肺胞上皮は、水の膜の表面張力を減じるため、**サーファクタント**という石けんのような表面活性剤を分泌している。未熟児などではこのサーファクタントが十分に作れないために空気を取り込むことができないことがあり、**呼吸窮迫症候群**（ＲＤＳ）という状態になる。また、新生児以外でも何らかの理由でこのサーファクタントが十分に作れないような状態になると、空気を取り込むことができなくなる場合がある。このような状態を**成人呼吸窮迫症候群**（ＡＲＤＳ）という。このような場合には、人工呼吸器を使っても十分に肺胞を膨らませることができず、**人工サーファクタント**を注入する必要が生じることがある。

肺に入る最大の空気量は約5リットルであるが、息を吐き出すときの最大量が**肺活量**で、約3・5リットルである。残りの1・5リットルはどんなに努力して吐き出そうとしても肺の中に残ってしまう（**残気量**）。普通に呼吸していて息を吐き出したときに肺に残っている空気の量は2・5リットル（**機能的残気量**）で、この残っている空気は、呼吸をするたびに少しずつ吐く息に混じって出される。たばこを吸う人の近くでは、喫煙中ではないにもかかわらずたばこの臭いがするが、これはたばこの煙成分が衣類に付着していることと、肺の中に残っていた空気が吐く息に混じって出てくることが原因である。これによって喫煙後30分程度は、**受動喫煙**をもたらす（この場合は、3次喫煙とも言う）といわれ、この間は人と接することは避けるべきである。

酸素を結合していないヘモグロビン（**還元ヘモグロビン**）は暗赤色であるが、酸素と結合すると鮮紅色（**酸化ヘモグロビン**）になる。酸化ヘモグロビンは、組織の毛細血管を通るときに、酸素の少ない組織に酸素を渡す。ヘモグロビンは酸素を結合するが、そこに一酸化炭素があると、一酸化炭素のヘモグロビンへの結合力は酸素のそれの200～300倍にもなるため、専ら一酸化炭素に結合してしまい（CO-Hb）、酸素と結合できなくなる。これが**一酸化炭素中毒**で、組織は、特に脳は酸欠の状態になってしまう（内部窒息）。

メモ

たばこの煙には、高濃度の一酸化炭素が含まれている

たばこは「毒物の缶詰」といわれ、4000種類以上の有害物質を含んでい

る。たばこの煙には、高濃度の一酸化炭素が含まれているため、喫煙者は多くの時間酸欠の状態に置かれることになる。吸い込む煙の中の二酸化炭素の量は、１本当たり31・４㎎で、副流煙中の量はその４・７倍にもなる。非喫煙者の正常なCO-Hbは０・５％程度であるが、これが２％程度になると人体に影響が現れ始める。その影響を生じさせない汚染レベルとして、１９７０年２月に環境基準が定められ、「８時間における１時間値の平均は20ｐｐｍ（20㎎／Ｌ）以下で、かつ24時間における１時間値の平均は10ｐｐｍ（10㎎／Ｌ）以下」とされている。[72]

6．循環器の働き

循環器というとその中心は心臓であり、血液を流すポンプの役割をしている。心臓から全身に血液を送る**動脈**、全身から血液を心臓に戻す**静脈**、全身の組織に張り巡らされた**毛細血管**などからなる。というと極めて簡単であるが、全身へ向かったり全身から還ったりする以外に、肺に向かったり肺から還ったりする**肺動脈**と**肺静脈**とがこれに加わるといささか複雑になる。というのは、「動」と「静」という語がつく血管と血液が、**全身循環**と**肺循環**では逆になるからである。血液の流れは、心臓、動脈、毛細血管、静脈、肺動脈、肺、肺静脈、心臓という具合になる（図15）。簡単に言えば、心臓に還る血液を流すのが静脈、心臓から出る血液を流すのが動脈である。心臓は4つの部屋からできている。静脈から血液を受け入れる部屋が心房で、肺からの血液を受け入れるのが左心房、全身からの血液を受け入れるのが右心房である。血液を送り出す部屋が心室で、肺に血液を送り出すのが右心室、全身に送り出すのが左心室である。

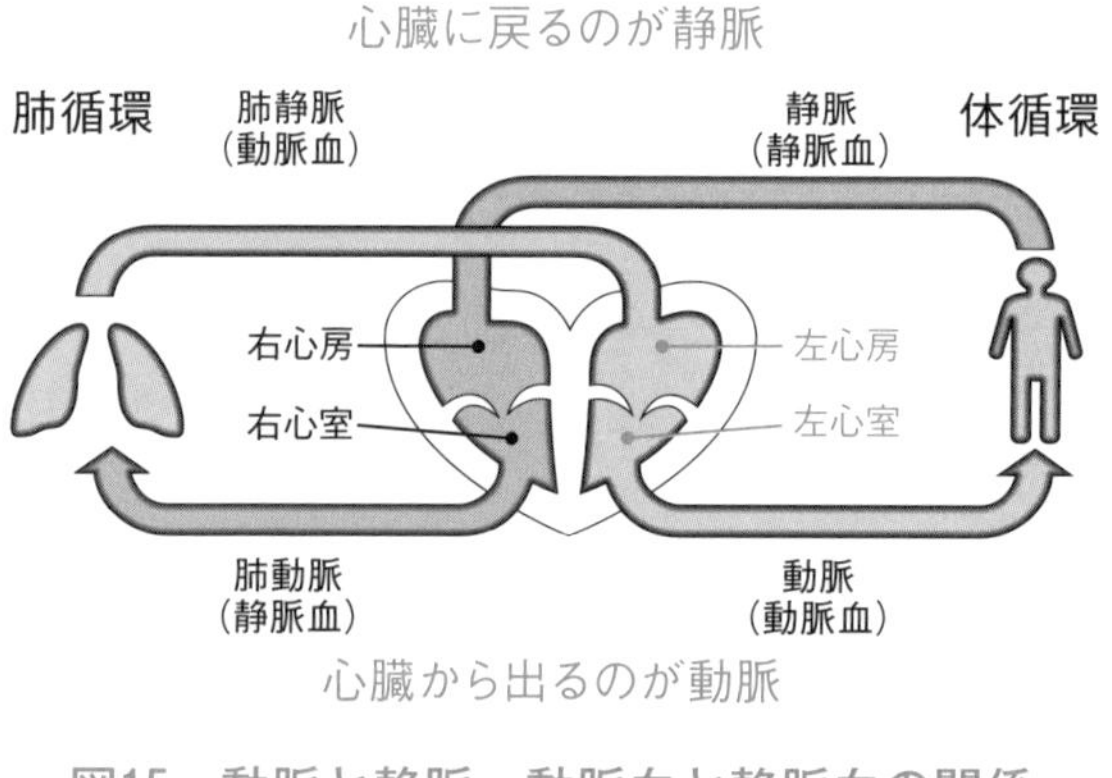

図15　動脈と静脈、動脈血と静脈血の関係

心臓が血液を送り出す先は、肺（肺循環）と肺以外の全身（体循環）とに分かれる。それぞれに動脈系と静脈系があるが、流れる血液が血管系の名称と逆になっている。

血管には動脈と静脈以外に、**門脈**と称する血管がある。これは静脈から毛細血管を経て静脈に流れる血液を流している血管系で、大きなものとして腸からの静脈血を肝臓の毛細血管に流すものがあり、単に門脈と言うと、これのことである。もう1つは小さなもので、脳にあり、内分泌系に関係している。

心臓や血管の中には血液が流れているが、心臓や血管が必要とする酸素や栄養はその血液から補給されるのではない。臓器としての心臓や血管はその中に張り巡らされた毛細血管からそれらを供給される。たとえば、心臓の場合、心臓から出たばかりの大血管から分岐する**冠動脈**が、その毛細血管へ血液を供給している。**心筋梗塞**ではこの冠動脈が詰まってしまい、心臓への血液の供給が途絶えるために、壊死に陥ってしまう。心臓の中には大量の血液があるにもかかわらずである。

心臓の血液を流す力は、そのまま末梢にまで伝えられるわけではない。心臓から送り出された血液の圧力は動脈を膨らませ、膨らんだ動脈が元に戻るときの力でさらに血液を先の方に送る。**動脈硬化**があると、硬くなった動脈の壁の伸展性がなくなるために、膨らみにくくなる。さらに**動脈硬化**があると、動脈の内腔が狭くなっているのが普通で、無理に圧力をかけると破れてしまう。脳の血管が破れると脳出血を起こす。**高血圧**があると、常に動脈の壁が強い圧力に曝されるために壁が厚く硬くなり、動脈硬化の状態になる（図16）。

このように、高血圧は動脈硬化をもたらし、動脈硬化は高血圧をもたらすという悪循環が生じる。また、硬く、狭くなった血管を通して、血液を送り出す心臓の負担は著しく大きくなり、やがて組織が必要とする酸素や栄養を送り出せなくなり、心不全の状態となる。

血液は正常では、出血でも起こさない限り血管の中だけに存在する。酸素も栄養も毛細血管の壁を通して組織に供給される（**閉鎖血管系**）。

ところで、すべての動物の血管が閉鎖血管系というわけではない。たとえば、昆虫やエビなどの節足動物では、組織が体液に浸された状態になっており、その

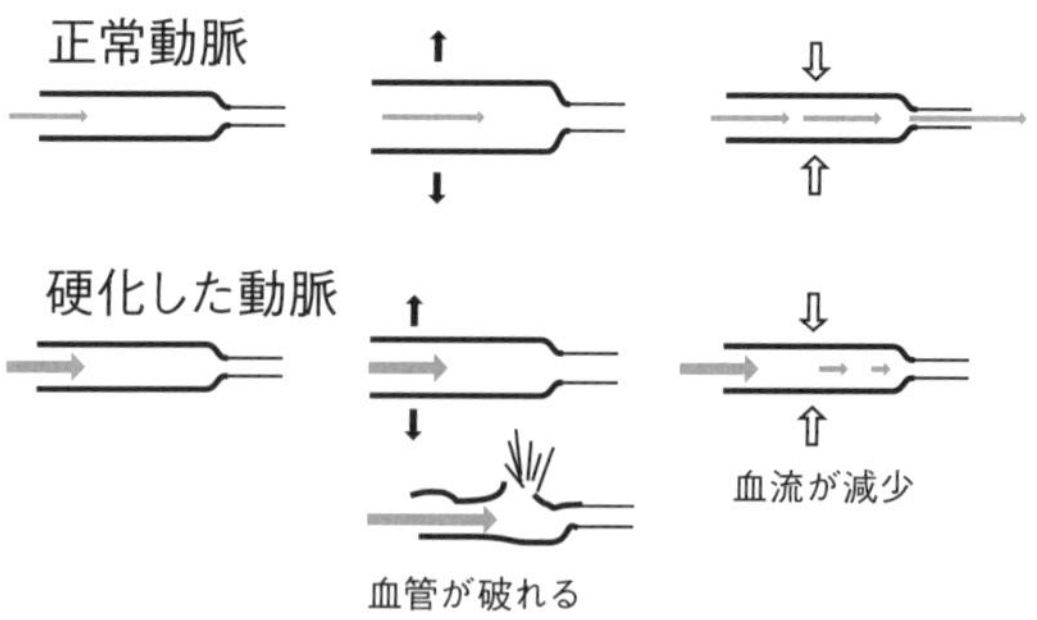

図16　動脈のポンプ作用と硬化した動脈壁

体液を心臓に相当するポンプで循環させている（**解放血管系**）。体液に浸されているだけで酸素や栄養を得ることは大きな身体では無理で、小型の動物に限られる。

7．腎臓・泌尿器系の働き

腎臓は拳くらいの大きさで、左右に1つずつある。2つあるので、1つは腎臓機能を失ってしまった人にあげてもよいであろうということで、早くから**臓器移植**の対象となっていた臓器の1つである。しかし、2つの内の1つは予備のためにあるというわけではないため、1つになった腎臓は働き過ぎになり、障害を受けやすいということが分かってきた。[73]

・腎臓は、生体内の海を管理している

50～45億年前に地球が誕生し、40億年前に原始海洋が誕生した直後にその中に原始生命が誕生、やがて生物は海から陸に上がってくるわけであるが、それはわずか3～4億年前のことであるといわれる。生物は大変長い間海の中で生活しており、生命機能は海があってのものであったため、海を離れ陸に上がったとき、生物の基本単位で

ある細胞の生活の場を保つためには身体の中に海を持ってくる必要があった。生物の体内という限られた空間に海と同じ環境を保つために必要な器官として**腎臓**が生まれた。すなわち腎臓の基本的機能は体内の生命活動の場としての海の性質を良好に保つことである。生物の細胞は、**細胞外液**という海の中に浸っている（図17）。

細胞外液は**生命の海**であり、この海は、適度な塩分と細胞機能に重要な適切な濃度のカリウム（K）、カルシウム（Ca）、リン（P）、マグネシウム（Mg）などのさまざまな電解質を含んでおり、また中性より少しアルカリ性に偏った酸性とアルカリ性のバランスがとれた状態にある。この海の恒常性を保つのが腎

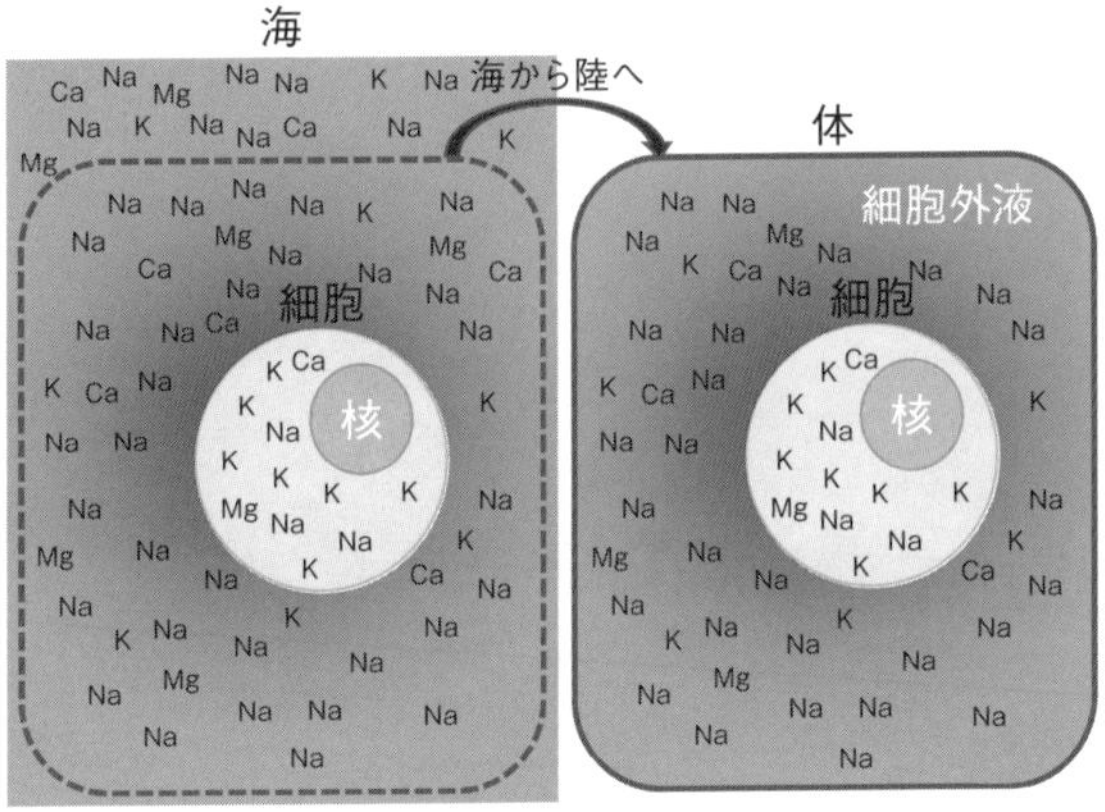

図17　海を体内に持って上陸

臓の機能である。電解質や酸性度の異常は生命の海の異常であり、腎臓の適応障害と言うことができる。海の中に浮かぶ細胞の中には、海の中の成分と同じものが含まれているが、細胞の中と外（海）との濃度の違いが細胞の活動のためには大切である。たとえば、細胞の中には比較的多くのカリウムが含まれているが、血液中のカリウムの量が多くなると心臓を含む筋肉の働きが異常になり、不整脈が発生し、場合によっては死に至る。稀に発生する殺人事件で、点滴の中に多量のカリウムを入れたことが発覚することがある。また、震災などの際に、下肢が建物の下敷きになったが、圧迫や脳損傷がたいしたことはないのに死亡することがある。これは、挫滅した筋肉から出てきたカリウムが多量に血液に入ったことが原因である（**クラッシュ症候群**）。

人体（成人）の組成を見ると、水分は細胞内、細胞の間の間質、血管内の３つの部分に存在しており、それぞれの間は膜で区切られている。体重の60％は水分である。人体5％が血管内にあり（血漿）、15％が細胞間に（間質液）、40％が細胞内にある。人体の血液量は体重の13分の１（およそ８％）で、そのおよそ20％を短時間に失うと、**出血性ショック**（臓器への十分な血流量が維持できず、細胞の機能が保てなくなる状態）に陥り、30％以上の出血で生命の危険がある状態になる。これは、短時間に失った場合であるが、時間をかけて失った場合には、間質液が血管内へ移行するため多少多めの出血でも、生命の維持は短時間で失った場合に比べ可能なことが多い。3つの区画間の水分の移動は、基本的には受動的なもので、移動の向きは溶けている物質の量によって決まる圧（すなわち**浸透圧**）によって決まる。間質から細胞内への移動は細胞膜によって区切られており、電解質は通りにくく水分は自由に通れる（晶質浸透圧）。電解質は厳密な管理下に必要なものが必要なだけ通り、それに伴って水が移動する。間質から血管内への移動は、血管内皮細胞によって区切られており、電解質は自由に通れるがタンパク質は通れない（膠質浸透圧）。タンパク質、特にアルブミンの濃度が高い方に電解質を含む水分が移動することにより、両方におけるアルブミンの濃度が同じになる方向に変化する。アルブミンがタンパク尿として腎臓から失われる場合、血管内のアルブミン濃度が低下するため、血管内から間質に水分が移動することにより「**むくみ**」が発生する。

メモ

腎臓で尿が作られる仕組みと尿崩症

腎臓には細い動脈が作っている塊（**糸球体**）が多数存在する。この動脈の周りをたこ足細胞と呼ばれる上皮細胞が覆っており、動脈を通る血液から小さい分子だけを通過させる（濾過）。水分子は小さいのでほとんどすべて通過する。できはじめの尿（**原尿**）は、1日に約180リットル（ドラム缶1個分）にも及ぶ。この大量の水分とその中に存在する物質の中から、身体に残すべきものを再吸収する。その結果、最終的には1日に約1・5リットルの尿ができあがる。この水分の再吸収には、**抗利尿ホルモン**（ADH）である**バゾプレシン**が必要で、脳腫瘍などでこのホルモンが分泌されなくなると、大量の尿ができてしまう状態になり、それを補うために バケツ何倍もの水を飲まなければならないようになってしまい（**尿崩症**）、放尿と飲水のために夜も寝られなくなる。

・内分泌臓器としての腎臓

腎臓はまた内分泌臓器としての働きも持っている。1つは骨髄での赤血球産生に必要な**エリスロポエチン**を産生することであり、もう1つは血管の収縮に関係する**レニン**を産生することである。腎臓病ではエリスロポエチンの産生が不十分になり、骨髄での赤血球産生が低下して貧血になる（**腎性貧血**）。血圧、特に腎動脈の圧が低下するとレニンが産生され、肝臓で作られる**アンギオテンシン**Ⅰに作用して、アンギオテンシンⅡにすることにより血圧を上昇させる（**腎性高血圧**）。さらに、**ビタミンD**は、骨を作るのに大切なものであるが、腸から吸収されただけでは機能せず、腎臓で活性化されて初めてその機能を発揮する。それは活性化ビタミンDがカルシウム代謝に関係するからで、**腎不全**の時には**低カルシウム血症**に陥ってしまう。

8．肝臓の働き

肝臓の主な働きは、**代謝**、**解毒作用**、**胆汁の生成・分泌**の3つで、体内の「化学工場」といわれるが、また一部の代謝産物の「貯蔵庫」でもある。

（1）化学工場としての肝臓

まず、肝臓では500種類以上の物質が合成され、また分解されている（図18）。

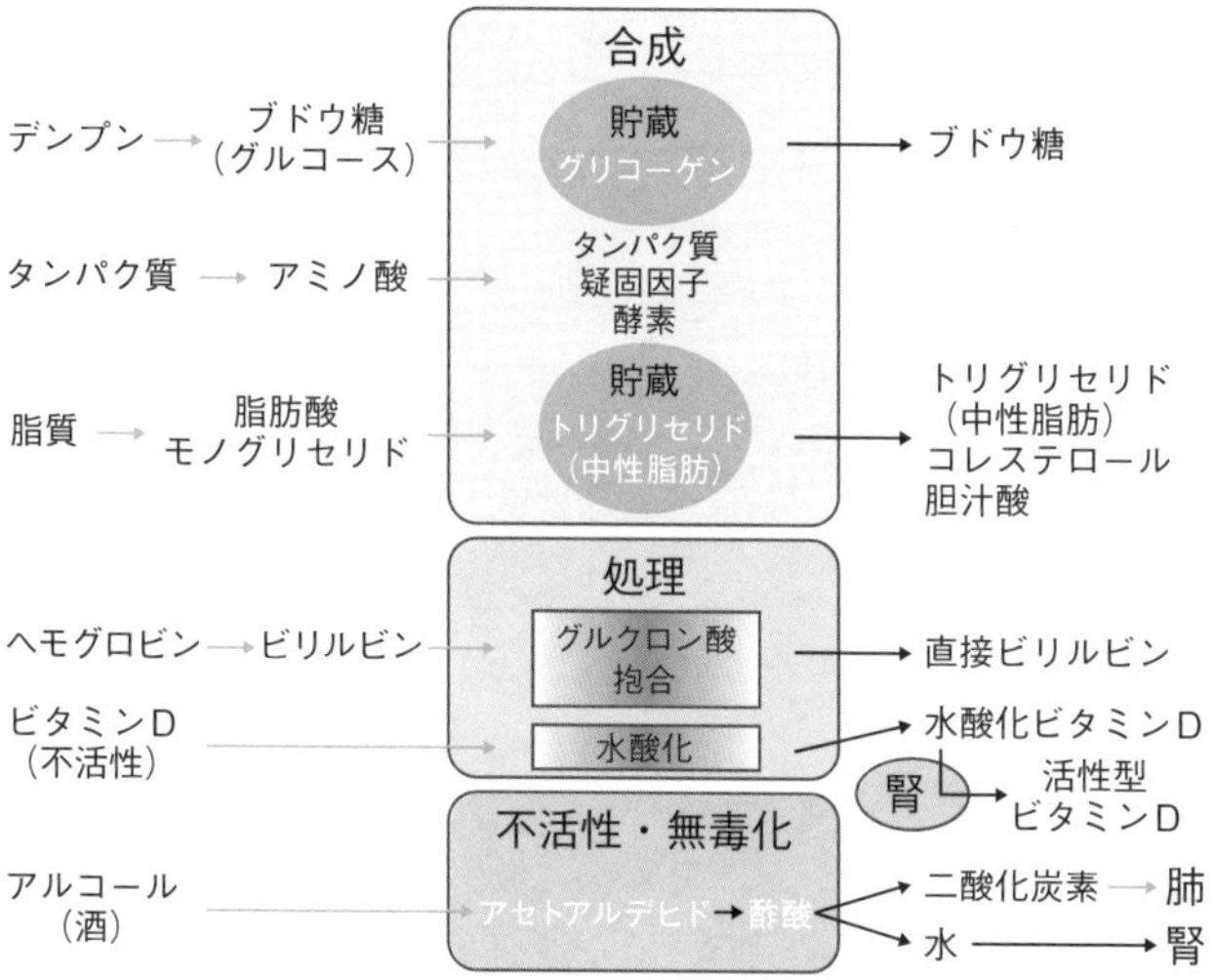

図18　化学工場としての肝臓の働き

メモ

アルコールの運命

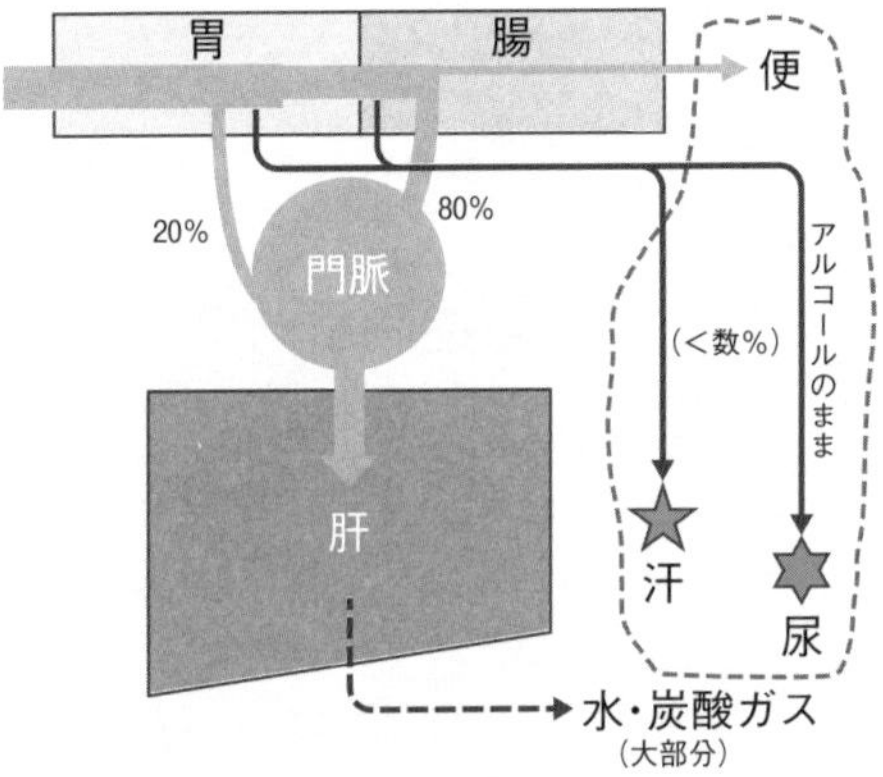

図19　アルコールの吸収・排泄

アルコールは胃で20%が、腸で80%が吸収され、大部分が肝臓で代謝されて、炭酸ガスと水になって、肺と腎臓から排泄されるが、数%は吸収されずにそのまま便中に、また吸収されたものの一部も肝臓で代謝されずに、そのまま尿や汗の中に排泄される。

肝臓が悪いと言うときすぐ思い出されることに「**黄疸**」がある。しかし黄色い皮膚の色即黄疸というわけではない。日本人は黄色人種なので、貧血のために赤みが薄くなると皮膚は黄色っぽく見える。また、ミカンをたくさん食べたり、オレンジジュースを大量に飲んだりしたときにも、特に手のひらが黄色くなる（**柑皮症**）ことがある。皮膚が黄色いとき、白目の色も黄色ければ、黄疸である可能性が高い。

メモ

2種類のビリルビン

黄疸の黄色は、ビリルビンの色である。赤血球は、約90日の寿命が尽きると壊される。そして赤血球の中の赤い色素であるヘモグロビンは分解され、ヘムとグロビンになる。グロビンはタンパク質なので、アミノ酸にまで分解された後に、タンパク質の合成に再利用される。一方ヘムは、その成分である鉄とピロール環に分解される。鉄はまた再利用されるが、ピロール環は代謝されてビリルビンになる。このビリルビンは油に溶けるが、水には溶けない（脂溶性）。これを**間接ビリルビン**と言う。この間接ビリルビンは、肝臓でグルクロン酸を結合されて水に溶ける（水溶性）ようになる。これを**直接ビリルビン**と言い、この形で肝臓から排泄される。

(2) 貯蔵庫としての肝臓

肝臓は、物質の分解・合成などの化学反応を行うばかりでなく、**物質の貯蔵庫**としての役割もある。たとえば、生まれつきの異常である物質を吸収できないような場合にも、その物質の欠乏症を発生するのは必ずしも生まれてすぐではなく、幼児期になって発症する場合がある。それは肝臓にある蓄えを消費し、それがなくなるまでに数年かかるからである。その典型例として、ビタミンB_{12}欠乏症がある。このビタミンは、胃が分泌する内因子の助けを借りないと吸収されない。この内因子が先天的に欠損している場合も、ビタミン欠乏症による貧血が発症するのは幼児期である。また、胃がんなどで胃を摘出してしまい、内因子が欠乏すると貧血になるが、胃の切除後数年を経てからである。

デンプンは、まず唾液の中にあるアミラーゼという酵素によって、その一部が分解されてグルコースになる。ご飯をよく噛んでいると甘味を感じるのはそのためである。しかしその量はわずかで、大部分は膵液中のアミラーゼによって分解される。グルコースは、その一部はそのままエネルギーとして使われるが、余った分は肝臓で**グリコーゲン**に合成され、その形で貯蔵され、必要に応じて再度分解されてグルコースになってエネルギー源となる。また、脂肪は分解されて脂肪酸と、それが1つグリセリンと結合したモノグリセリドになって吸収されるが、肝臓で脂肪酸が2つ追加されたトリグリセリド（**中性脂肪**）になって貯蔵され、必要に応じてリン脂質、コレステロール、胆汁酸などに合成されてそれぞれの用途にしたがって使われる。中性脂肪はエネルギー源として、リン脂質は細胞膜の原料として、コレステロールはホルモン（男性および女性ホルモン、ストレスホルモンなど）や胆汁酸の原料として重要である。胆汁酸は膵臓から分泌される脂肪分解酵素であるリパーゼの働きのために必要である。胆汁酸はリパーゼを活性化するとともに、脂肪を乳化してリパーゼが作用しやすくし、腸からの脂肪の吸収を助ける。

肝臓の**解毒作用**は、第一にはアルコールのように外から取り込まれた毒性物質の解毒を行う。腸から吸収された多くの物質は、いきなり体循環に入って全身に行くのではなく、門脈を通してまずは肝臓に入るようになっているのはこのためである。第二には、タンパク質代謝で発生する**アンモニア**を尿素窒素にして尿中に排泄するように、体内で生成された毒性物質の解毒のためにも働く。

　貯蔵庫としての肝臓の障害としては**脂肪肝**が有名である。脂肪肝とは、厚生労働省のｅ－ヘルスネットには「肝臓に中性脂肪がたまった状態。メタボリックシンドロームに合併しやすく、放置すると肝炎などを引き起こす。――肝細胞の30％以上に中性脂肪がたまると脂肪肝と診断されます。」とある。[74] 過剰エネルギーが脂肪になって肝臓に蓄えられる機序は、図20のように考えられている。

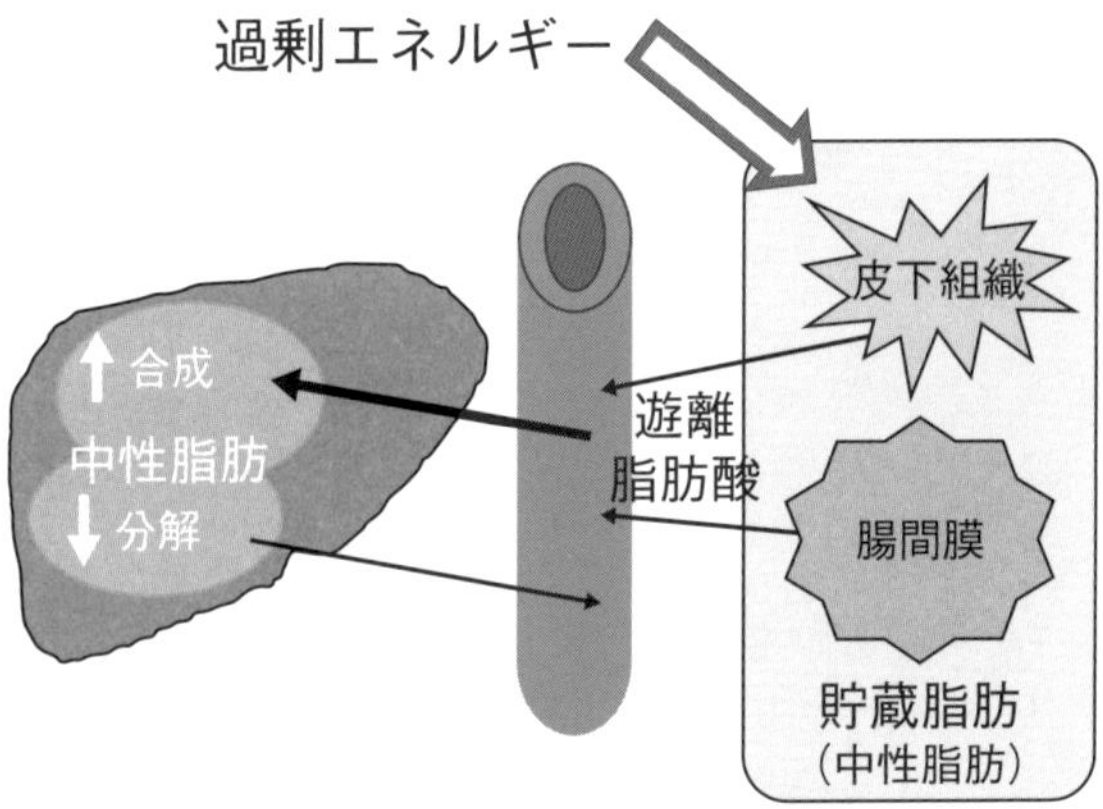

図20　脂肪肝の発生機序

過剰なエネルギー源は、皮下や腸間膜に中性脂肪として蓄えられる。この中性脂肪は分解されて遊離脂肪酸が産生され、血流に乗って肝臓に運ばれる。肝臓に運ばれた脂肪酸の一部は分解されて排泄されるが、多くは再び中性脂肪に合成されて肝臓に貯蔵される。

脂肪肝はやがて脂肪性肝炎を経て**肝硬変**に至り、最悪**肝臓がん**になる。アルコールの飲み過ぎによる**アルコール性肝障害**が有名であるが、近年メタボリックシンドロームの一環として発生する場合（**単純性脂肪肝**や**非アルコール性脂肪性肝炎**（ＮＡＳＨ **ナッシ**）などの**非アルコール性脂肪肝性疾患**（ＮＡＦＬＤ）が注目されている。

（3）肝炎と肝炎ウイルス

消化器は、呼吸器と同様に、ウイルス感染の標的となりやすい臓器である。ウイルス性肝炎には、Ａ型、Ｂ型、Ｃ型、Ｄ型、Ｅ型などがあり、それぞれ異なる肝炎ウイルスによって発症する（表18）。Ａ型肝炎は消化器から、ウイルスに汚染された食物の摂取により感染するが、Ｂ型肝炎、Ｃ型肝炎は汚染された注射針による穿刺創や汚染された血液製剤などからの非経口感染によって感染する。ウイルス性肝炎の一部は**劇症肝炎**となって致命的となるが、急

表18　ウイルス性肝炎の型と特徴

型	感染経路	自然治癒	慢性化	劇症化	肝癌	予防
A	経口	普通	なし	時にあり	なし	HA ワクチン
B	非経口 母子	あり	あり	あり	あり	HB ワクチン γ-グロブリン
C	非経口	なし	普通	まれ	あり	なし
D	B と同様	B と同様	B と同様	B と同様	B と同様	HB ワクチン
E	経口 人畜共通	あり	なし	妊婦であり	なし	なし

性肝炎の危機は乗り切っても慢性肝炎となり、肝がんを発症することもある（図21）。

過去、売血が行われていた時代に**輸血後肝炎**などがしばしば問題になり、現在では輸血のための血液は、献血によって得られた血液が用いられるようになっている。また、売血による血液の提供者は、ほとんどが所得の低い肉体労働者で、生活資金を得るために頻繁な採血を行わざるを得ないため、赤血球回復が追いつかず、採血された血液は赤血球数が極端に少なくなり、血漿成分が多くなって血漿の色である黄色調が目立つため「**黄色い血液**」といわれた。まだ売血が行われていた1964年、ライシャワー駐日アメリカ合衆国大使が刺されるという事件があったが、この

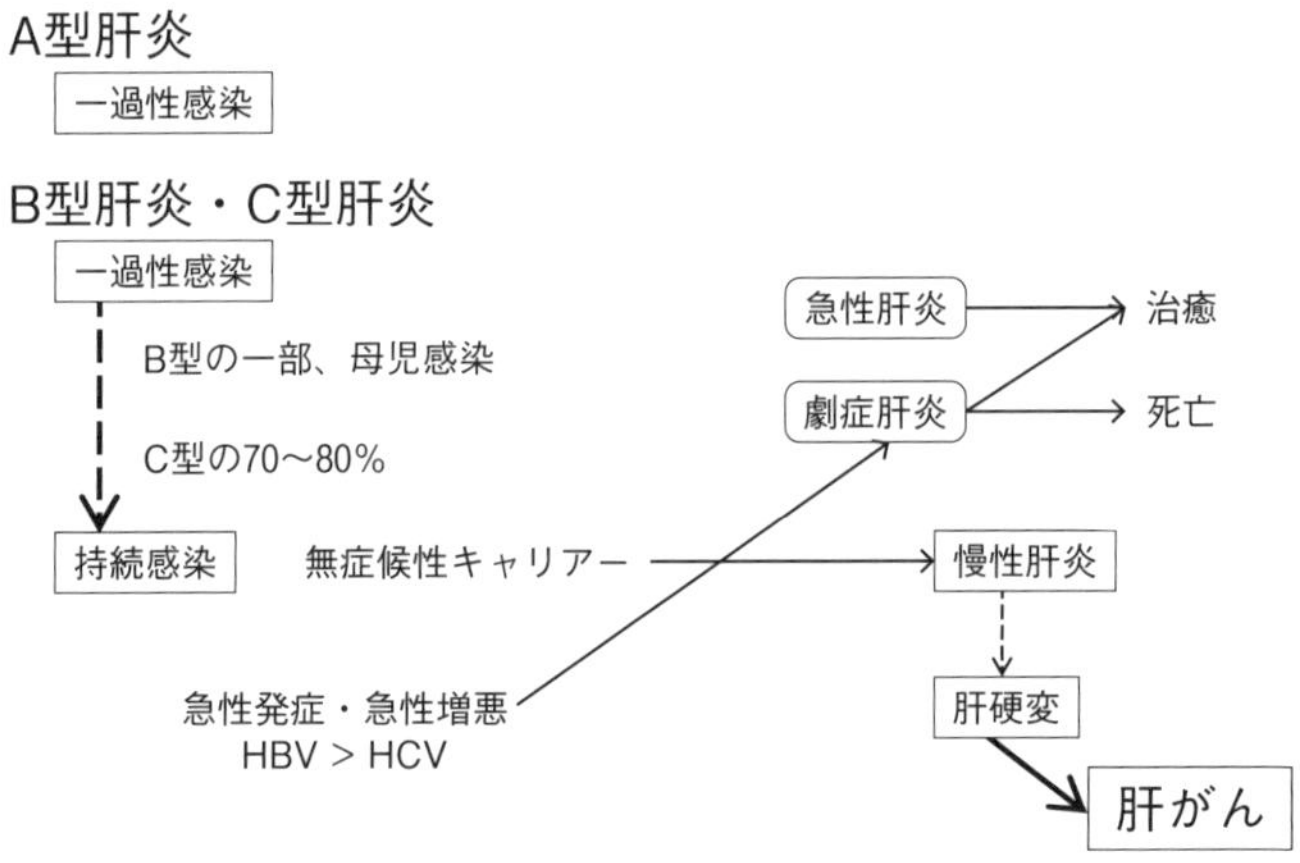

図21　ウイルス性肝炎の種類とその経過

ときの手術の際の輸血のために、輸血後肝炎を発症した。これを契機に、売血から献血へと血液行政の舵が大きく切られ、1969年に売血による輸血は終息した。

B型肝炎は、**母子感染**をすることが知られている。B型慢性肝炎の大部分は、母子感染によるものと考えられており、1985年に「B型肝炎母子感染防止事業」が開始され、公費による母子感染に対する予防対策がとられるようになって激減した。[75]

肝疾患そのものではないが、肝疾患に密接に関係する疾患あるいは病態として、**門脈圧亢進（症）**がある。これは、肝硬変や肝へつながる脈管の肝への入り口付近の病変によって、門脈の血流が滞り、門脈を流れる血液の圧が高くなるために生じることで、腹水の貯留、門脈に直接つながる腸管の静脈の圧亢進とそれによる怒張（粘膜下静脈瘤）などが見られる。**静脈瘤**の破裂による消化管出血や、**脾腫**による**血小板減少**とそれによる出血傾向などを伴うことがある。

9．膵臓の働き

膵臓の構造と機能は大きく2つに分けられる。1つは膵臓の大部分を占める消化液を分泌する**外分泌腺**で、もう1つは外分泌腺の中に散在する細胞の塊からなる**ランゲルハンス島**で、これは数種類のホルモンを分泌する**内分泌腺**である（図22）。

（1）膵臓の外分泌腺

膵臓の外分泌線が分泌する消化酵素（表19）は大変強力で、分泌する管が詰まったりすると、膵臓自身を溶かしてしまうばかりでなく、周囲の広範囲な組織も溶かしてしまう（**急性膵炎**）。膵臓の外分泌液を十二指腸に送り出す管（膵管）は、十二指腸への開口部で総胆管（胆汁を送り出す管）と一緒になっている。そのため、**胆石**などがこの出口をふさいだりすると**急性膵炎**を発症することになる。

（2）膵臓の内分泌腺

膵臓の内分泌腺が分泌するホルモンには、**インス**

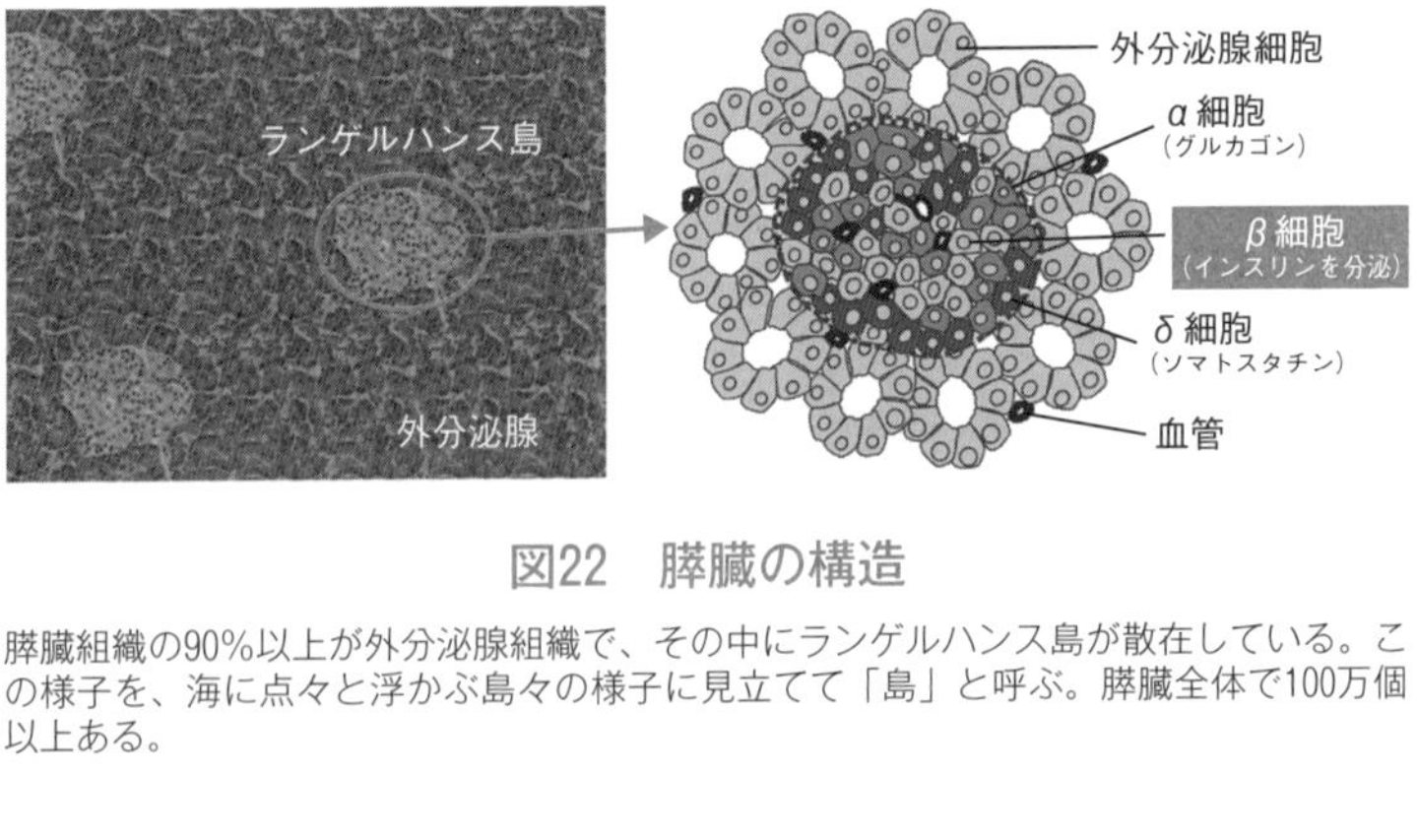

図22　膵臓の構造

膵臓組織の90%以上が外分泌腺組織で、その中にランゲルハンス島が散在している。この様子を、海に点々と浮かぶ島々の様子に見立てて「島」と呼ぶ。膵臓全体で100万個以上ある。

リン（β細胞）、グルカゴン（α細胞）、ソマトスタチン（δ細胞）などがある（括弧内はそれぞれを作り分泌する細胞種）。その他に、グレリン（ε細胞）、膵ポリペプチド（ＰＰ細胞）などが分泌される。

10．運動器の働き

運動器は、骨と筋肉からなる。筋肉は神経と密接に関係するので、神経と一緒に見ることとし、ここでは骨について見ることにする。

人の身体の骨は、乳幼児で約３０５個、成人で約２０６個である。乳幼児の方が成人よりも多いのは、生まれてからしばらくは別々の骨であった骨が、成長に伴って癒合して１つの骨になるからである。たとえば、成人では１つのお椀の様になっている頭蓋骨が、新生児では、５つの骨（２つの前頭骨、２つの

表19　膵外分泌腺が分泌する消化酵素

消化酵素	分解される物質	分解産物
アミラーゼ	デンプン	ブドウ糖
トリプシン	タンパク質	アミノ酸
キモトリプシン	タンパク質	アミノ酸
リパーゼ	脂質	脂肪酸＋グリセリン
その他	核酸など	

頭頂骨、1つの後頭骨）に別れており、5つの骨の間はコラーゲンなどの線維でつながっている。脳は、頭蓋骨に囲まれた空間に収まっているので、大きくなるためには、頭蓋骨が1つの硬い骨ではなく、いくつかの骨に分かれていて、それらの骨が伸びることができる線維でつながっている必要がある。また、手足、指などの骨は、関節の近くで先端部分から分かれており、間は軟骨でつながっている。成長とともにこの線維質や軟骨にカルシウムなどが沈着して骨になり、全体が1つの骨になる。骨と骨の間の線維質や軟骨が骨になるのが早過ぎると、小頭症やその他の頭蓋骨の変形などの原因になったり、手足が短くなったりしてしまう。

骨の重量は全体で体重の15～18％程度を占めている。この重量の約4分の3はカルシウムとリンを主成分とした無機物（**ハイドロキシアパタイト**）であり、残りの約4分の1は**コラーゲン**を主成分とした有機物である。骨の機能として分かりやすいのは、身体の保持や姿勢の維持、固さを活かして各種器官を外力から保護する機能などであろう。しかし、骨の機能はそのような機械的なものばかりではなく、ホルモンの助けを借りて体液中の**カルシウム**や**リン**の濃度を一定の範囲内に維持調節する生理学的機能も担っている（ホメオスターシス）。

丈夫な骨ができるためには、十分な量のカルシウムとビタミンDが必要であるとともに、骨への十分な負荷が大切である。筋肉の病気や寝たきりの状態では、負荷が不十分なため、骨の強度が低下し、極端な場合には、他動的に動かされるときに自分の体重を支えきれずに骨折することもある。また、長期の宇宙ステーションでの滞在などでは、重力負荷がないために、骨強度が低下してしまう。宇宙飛行士が地球に帰還後に支えられて移動している映像が見られるが、これは筋力の低下による転倒の防止と転倒による骨折を防ぐためである。

骨は、コラーゲンなどの基質に、カルシウムやリンからなるハイドロキシアパタイトが沈着してできているが、その強度は鉱物質の沈着度である**骨密度**と**骨質**が関係している（図23）。この**骨強度**が低下し、骨折しやすくなる病気が「**骨粗しょう症**」である。[76]

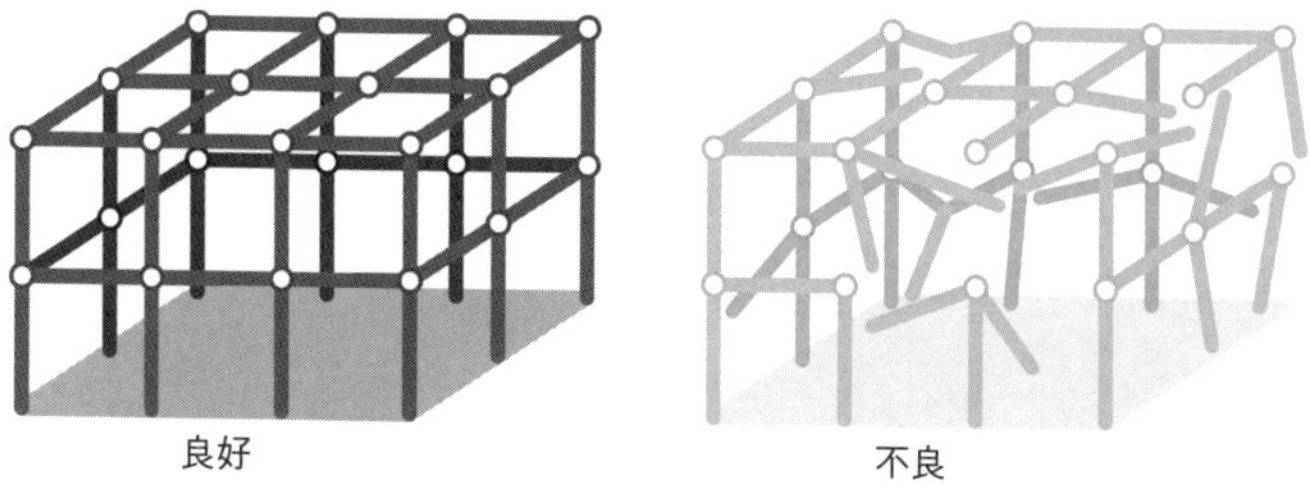

図23　鉄筋コンクリートの鉄筋の良好さを示す概念図
（いいほね：https://iihone.jp/diagnosis.html（参照2021.8.24））

メモ 骨の強度

骨は、鉄筋コンクリートでいうと、鉄筋に相当するコラーゲンの周りを埋めているコンクリートに相当するカルシウムを主体とする鉱物質でできている。コラーゲンの在り方が**骨質**で、鉱物質の量が**骨密度**である。骨の強度はこの骨質の良好さと骨密度によって決まる。その関与の程度は、骨密度が70%、骨質の良好さが30%であるといわれている。鉄筋コンクリートとの違いは、骨は成長が続いているときばかりでなく、一度できあがった後にも常に破壊と建設を続けている、すなわちメインテナンスを常に行っているということである。建設の主体は**骨芽細胞**で、破壊の主体は**破骨細胞**である。骨芽細胞はコラーゲンを合成して分泌するとともに、非コラーゲン性タンパク質も合成分泌して石灰化を調節している。分泌されたコラーゲンはその線維の向きが次第に規則性を増し、それに伴って弾力性が高まり骨質が良好になっていく。歯のエナメル質は身体中で最も硬い組織で、水晶程度の固さを持っているが、コラーゲン線維などからなる良質な骨質を持っていないため弾力性に欠け、容易に砕けてしまう[77]。

腰椎の骨密度は、年齢とともに増加し、20歳台前半に最高に達した後、40歳前後まで横ばいになって、以降は徐々に低下していくが、女性ではその低下の速度が速い（図24[78]）。

11. 血液の働き

血液は、人などの体内の血管内を流れる液体であるが、単なる液体ではなく細かな粒子状の

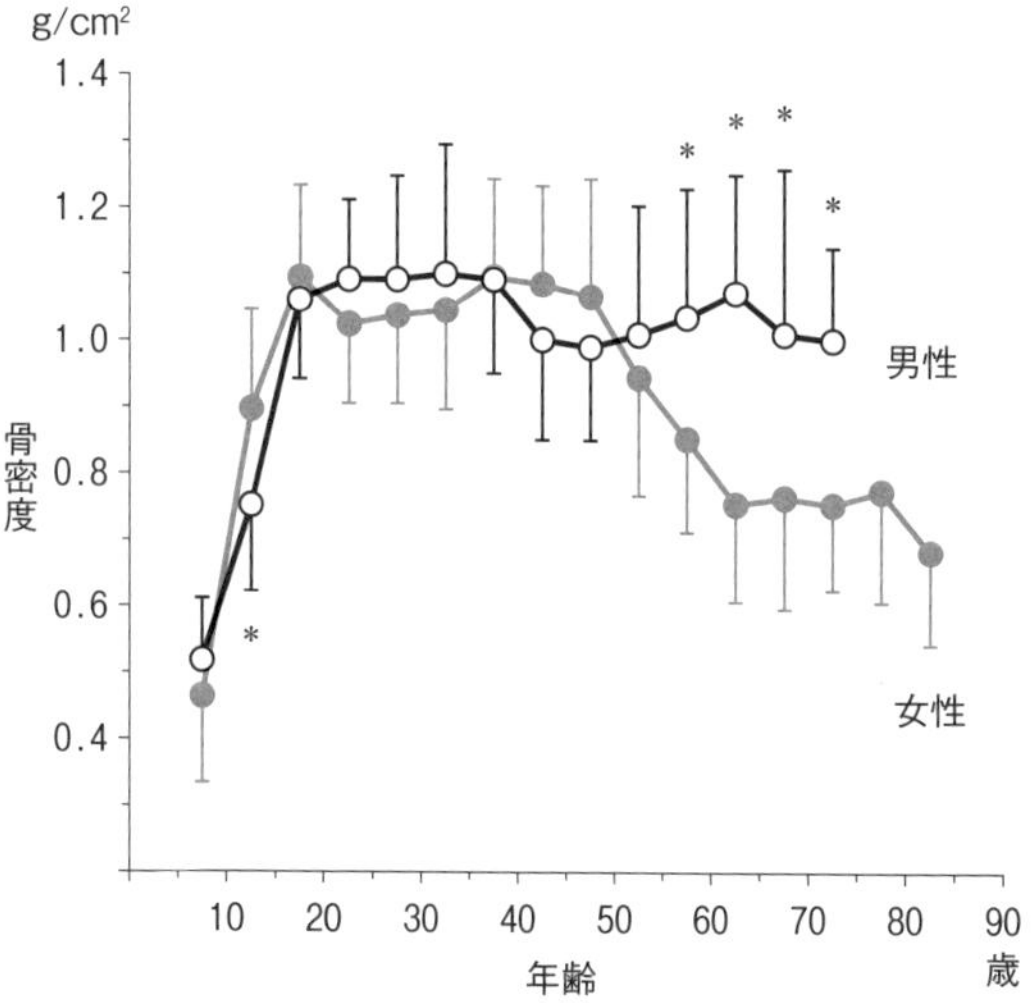

図24 骨密度の年齢による変化

（魏長年，他：Dual-energy X-ray Absorptiometry 法による日本人骨塩量および骨密度の部位別，年齢別，性別分布の特徴．日衛誌 1997：51：742-748.）

固形物（細胞）を含んでいる。血液に含まれる細胞は、**赤血球**、**白血球**、**血小板**の3種類で、血液が見た目に赤い色をしているのは、この中の赤血球が赤い色素（ヘモグロビン）を含んでいるからである。細胞以外の成分は、血漿である。**血漿**の主なものは水分でアルブミン、血液凝固因子その他のタンパク質やグルコースやビタミンなどの栄養成分を含んでいる。3種の細胞（血球）はそれぞれの役割を持っており、赤血球は酸素の運搬、白血球は病原菌を含む異物の殺菌・排除や老廃物の分解排除、免疫グロブリンの合成など、血小板は止血や損傷組織の修復などの機能を持っている。

（1）有形成分は、どこで作られるか

有形成分には、赤血球、白血球、血小板の3種類がある。これらはヒトの場合、生まれてからは専ら骨の中の**骨髄**で作られる。生まれる少し前までは、骨髄以外にも肝臓や脾臓でも造血が行われている。肝・脾での造血は、生後もさまざまな病気で再開することがある（**髄外造血**）。生まれてすぐには、全身の骨の骨髄で造血が行われるが、年齢とともに限られてきて、上肢や下肢の骨の骨髄では作られなくなる。そしてこれらの骨の骨髄は脂肪細胞に置き換えられる。頭蓋骨、肋骨、背骨（椎骨）、骨盤の骨（腸骨など）などでは、高齢になるまで造血が行われる。造血の行われている骨

髄を採取して輸血するのが**骨髄移植**である。

3種類の有形成分は、1種類の大本の細胞（**多能性造血幹細胞**）から作られる。多能性造血幹細胞は、主には骨髄の中にあるが、臍帯血や、何らかの原因で造血が盛んになるような状況では、末梢血にも現れることがある。この臍帯血にある幹細胞を輸血するのが**臍帯血移植**であり、造血因子を投与して造血を盛んにし、末梢血へ流れ出してきたものを移植するのが、**末梢血造血幹細胞移植**である。

(a) 赤血球は、ヘモグロビンを入れる袋

赤血球は、ヘモグロビンを入れる袋のようなものである。できて間もないときは核を持っているが、血液中を流れるようになるとそれを失い、平べったい中央部がへこんだ円盤状になる（図25A）。この形は、脾臓などの網の目状の狭いスリットをすり抜けて末梢の細かい場所まで酸素を運ぶために必要で、その形を保つためにはエネルギーと、**細胞骨格**と呼ばれる細胞膜を裏打ちしている構造物が必要である。

ヘモグロビンは、鉄原子を結合しており、酸素はこの鉄に結びつくことで組織に運ばれる。要するに赤い色は、鉄に酸素が結合した状態、すなわち「錆（サビ）」の色である。ところで、動物で酸素をくっつけて運ぶ運び屋がすべて鉄を利用しているわ

けではなく、エビやザリガニなどの節足動物、タコやイカ、カタツムリなどの軟体動物などでは銅を利用している。この場合、酸素を運ぶ運び屋は**ヘモシアニン**で、その色は銅の「錆」**緑青**《ろくしょう》の色である青色である。生体にはさまざまな酸化を促す要因があり、鉄を不用意に酸化してしまわないようにする必要があり、そのためにもエネルギーが必要である。

　赤血球は、核を持たず、生きた細胞としては不完全な細胞であるが、前述のようにさまざまな目的のためにエネルギーを必要としていて、そのための代謝系を有している。特に、若い赤血球（**網赤血球**）はこのエネルギーを作る装置を持っている。しか

A　　　　B

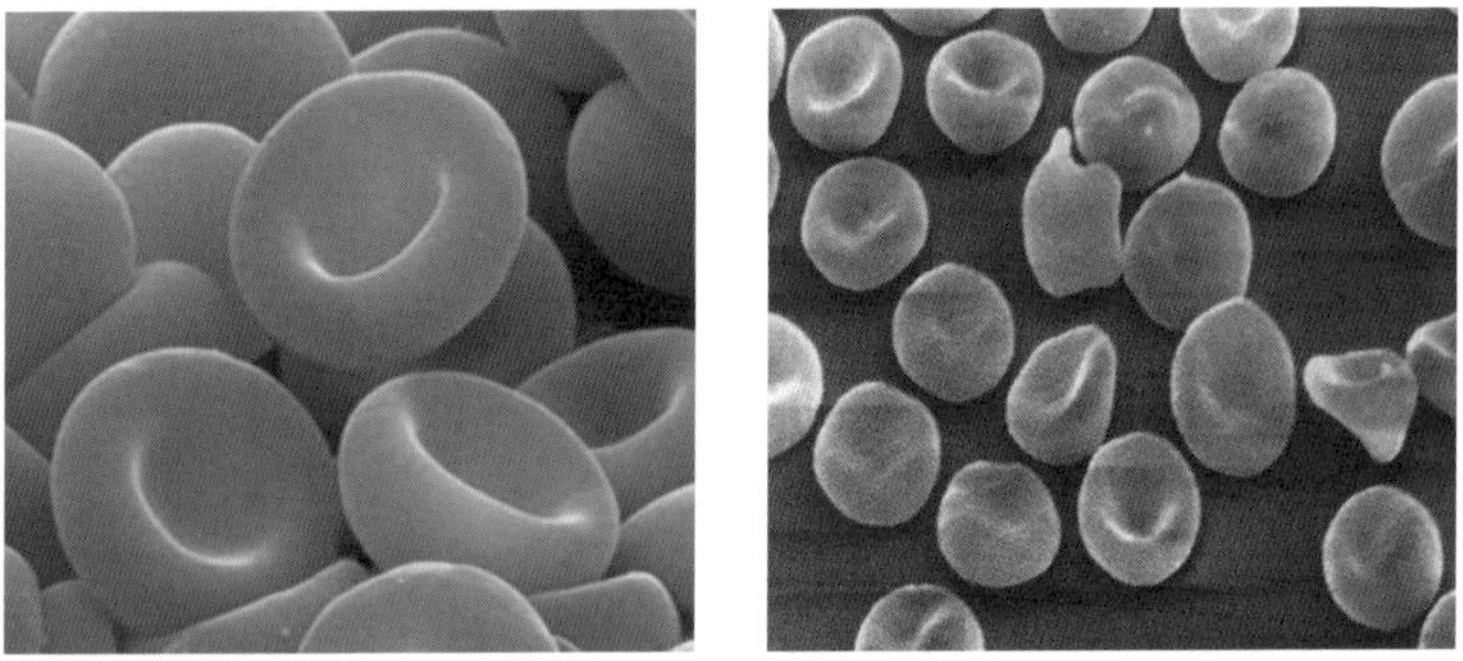

図25　赤血球の走査電顕像

A：正常な赤血球
B：遺伝性球状赤血球症の患者の赤血球
　ソフトテニスボールを指で押したような形をした赤血球が見られる。

し、時間とともにその働きが弱くなり、約3ヵ月ほどでほとんどゼロになり、寿命を迎える。寿命を迎えた赤血球は老廃物処理役の白血球により処理される。エネルギー産生能は、老化とともに失われていくが、生まれつきエネルギー産生能が不充分な遺伝性疾患もある。また、エネルギーは産生できても、細胞骨格に欠陥がある遺伝性疾患（**遺伝性球状赤血球症**）もあり、このような疾患の赤血球は、その名の通り球状をしている（図25B）。球状をしている赤血球は、脾臓などの網の目を通り抜けられずに引っかかって破壊されてしまう。3ヵ月の寿命を待たずに早死にしてしまうと、骨髄での赤血球の産生が追いつかなくなって貧血（**溶血性貧血**）になり、また老廃物処理も追いつかなくなって黄疸などの症状も現れ、また胆嚢にためられた胆汁中のビリルビンの濃度が高くなって溶けきらずに**胆石**になったりする。老廃物となったヘモグロビンは、分解されてグロビン、ピロール環と鉄になる。鉄は再利用されグロビンはアミノ酸になってこれも再利用されるが、ピロール環は代謝されてビリルビンになり、肝臓で処理されて排泄される。

メモ 鉄を多く含む食材は

鉄は、地球の重量の3分の1は鉄であるといわれるほど多い金属であるにもかかわらず、それを必要十分な量を体内に取り込むのが難しい金属である。ではなぜ鉄が生命にとって重要な役割を持っているのか。それは、鉄が2価でも3価でも配位化合物が、ほとんど同じ立体構造を持つことができ、両者の安定度の差は小さいことから、置かれた環境によって2価になったり3価になったりする酸化還元反応を無限に繰り返すことができ、呼吸や光合成に必要な電子の受け渡しに最も都合の良い元素であって、このような機能を有する元素はほかにないから[79]であると考えられる。食物中の鉄は、還元された状

表20　食材の鉄含有量と吸収率

数字は100g 中の鉄（mg）

豆類		野菜		動物	
大豆	9.4	パセリ	7.5	レバー	13.0
インゲン	6.0	大根	3.1	ウマ	4.3
そら豆	5.7	小松菜	2.8	ウシ	2.7
小豆	5.4	からしな	2.2	クジラ	2.5
エンドウ	5.0	ほうれん草	2.0	ブタ	1.1
吸収率	1～6%				10～20%

態である2価の状態（Fe^{2+}）でのみ消化吸収される。鉄分をたくさん含む食材というと「ほうれん草」を思い浮かべる人が多い。しかし、実は葉ものでは、小松菜の方がほうれん草よりも多くの鉄分を含んでいるし、植物性食材としては豆類の方が鉄含有量は多い。ほうれん草と鉄を結び付けるのは漫画の「ポパイ」であるが、これは全米菜食主義者協会による野菜を子どもに食べさせるための策略が元である。ほうれん草も小松菜も植物であり、いずれも鉄を摂る食材としては良いものではない。それは、植物に含まれる鉄の吸収率はあまり高くないからである。鉄分を多く含み、しかもその鉄分の吸収率の高い食材は、ヘムを多く含むもの、すなわち肉類である（表20）。

ヘモグロビンは、酸素を結合するだけではなく、一酸化炭素も結合し、しかもその結合力はヘモグロビンの数百倍である。**一酸化炭素中毒**では、一酸化炭素がヘモグロビンを占拠してしまうため、運搬される酸素の量が減少してしまう。そのうえ、酸素と結合したヘムの酸素との親和性も強めるため、組織での酸素の放出を妨げてしまう

（図26）。その結果、かろうじて運ばれてきたわずかな量の酸素がそばにありながら組織はこれを利用できず、酸欠の状態になってしまう。

酸素を結合したヘモグロビン（**酸化ヘモグロビン**）の色は朱色（動脈血の色）であるが、酸素を放出した後のヘモグロビン（**還元ヘモグロビン**）の色は、暗赤色（静脈血の色）である。皮膚を通してこの還元ヘモグロビンの色を見ると、いわゆる**チアノーゼ**といわれる色合いになる。

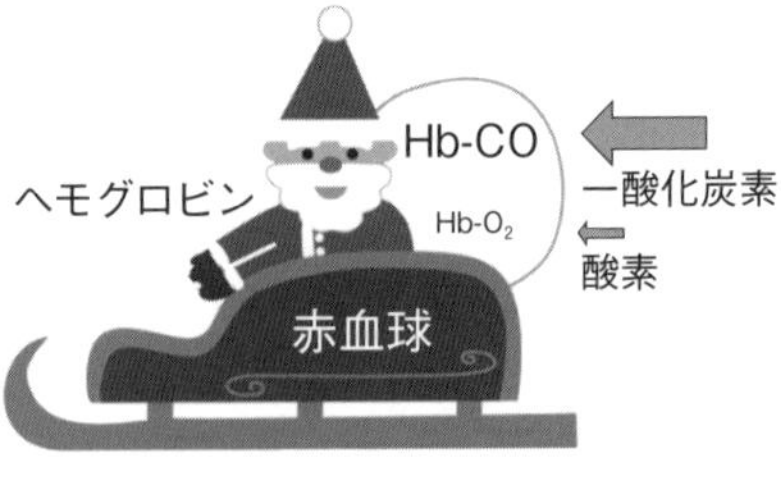

図26　一酸化炭素は、酸素の200倍以上の力でヘモグロビンに結合する

メモ

チアノーゼがあっても必ずしも酸欠ではない！

チアノーゼとは、酸素不足が原因で皮膚の色が青っぽく変色することで、還元型ヘモグロビンが5g／dL以上になると見られる。したがって、貧血があると酸欠になってもチアノーゼ色にはならず、逆に多血症では酸素が十分でもチアノーゼが現れる。

ところで、一酸化炭素と結合したヘモグロビンの色は鮮紅色で、**一酸化炭素中毒患者**では血色が良好に見える。死体をしばらく動かさないでおくと、血液の循環が止まっているので、血液は死体の低い位置にたまり、その色調が皮膚の表面に現れて死斑が見られるようになる。死因によっては血液の色が変化していることがあり、一酸化炭素中毒が死因の場合にはさくらんぼ様の色を示す。**打撲**などの際には、打撲を受けた皮膚の部位に紫斑が見られるが、この色は破綻した血管から漏れ出して皮下組織にたまった血液が、皮膚を通して見える色である。**死斑**も**紫斑**も時間が経つにつれてヘモグロビンが分解されるために色調が変化する。

刑事ドラマなどで死後何時間後であるかなどを判定しているが、死後硬直の程度とともに、死斑の色調の変化も参考にされる。紫斑の場合には、皮下に沈着した血液は、青あざから褐色になり、やがてすべて吸収されて周囲の皮膚の色と変わらない色になる。この色調の変化により、打撲を受けてからどのくらいの時間が経過しているかを判断することができる。

（b）白血球の種類とそれぞれの役割を知っておこう

白血球は、「白」がついていても白色というわけではなく透明であり、顕微鏡で拡大して見ても、染色するか特殊な顕微鏡（位相差顕微鏡）を使わなければ見ることができない。白血球には、**顆粒球**（**好中球**、**好酸球**、**好塩基球**）、**単球**、**リンパ球**などの種類がある。それぞれに特有な役割があるが、おおざっぱに言うと**好中球**は病原菌などを貪食して殺菌し、**好酸球**と**好塩基球**はアレルギー反応などに関係し、**リンパ球**は免疫反応に関係している。

好中球は、主に酸素を利用して病原体を殺す。生まれつき白血球が酸素を上手に利用できない遺伝性の病気（**慢性肉芽腫症**）があり、病原体を殺すことができないため、感染症が重篤化し、死に至ることがある。これは免疫不全の一種で、治療のためには白血球を正常のものに入れ替えるために骨髄移植が必要である。

メモ

酸素の毒性――有酸素運動は有害か

酸素は、大部分の生物にとって、エネルギーを作り出すために必須のものであるが、空気中の酸素分子がその役割を果たす過程で作られる活性酸素は生物にとって大変有害なもので、生物はそれが害をなす前に消し去るための仕組みを有している。しかし、消し去られる前にさまざまな程度の有害作用とそれによる傷を組織に残す。このため、激しい運動をし過ぎることは、健康にはむしろ有害な場合がある可能性は否定できず、プロ、アマを問わず様々なスポーツ選手の寿命や、スポーツが及ぼす健康への影響に関して多くの研究がなされている。[80] スポーツの種類によっては、それを行う人々の間の社会経済的格差や学歴の差、生活習慣の差、受ける可能性のある「怪我」の種類の違いなどの交絡因子が多数あり、結論を出すのは容易ではないが、幸いなことに、スポーツをすると活性酸素産生は増加するが、それを不活化する機能も増強するため、全体としてはスポーツが健康に悪いということはなさそうである。

(c) 血小板は、出血を止める

血小板は、**巨核球**の細胞質の一部がちぎれたもので、顕微鏡で覗いてもうっかりすると「ごみ」と間違ってしまいそうな小さなものであるが、組織が壊れて血管の内皮が破れた際に発生する出血を止めるために必須の血液成分の1つである。血小板は赤血球と同様に核を持たず、一定期間で寿命が来て破壊される。寿命は約7～10日である。血液中の血小板は、身体全体にある血小板の約3分の2で、残りの3分の1は脾臓の中にある。脾臓が大きくなる病気のときには、血液検査で得られる血小板数の値が小さくなり、逆に何らかの原因で脾臓をとってしまったり、生まれつき脾臓がない人では血小板数の値が大きくなる。血小板の働きは血液中の血小板の数に関係しているので、血小板数の小さな人では血が止まりにくく、逆に血小板数が大きな人では血液が固まりやすく、血栓症になりやすい。血小板の働きにはアラキドン酸から作られるトロンボキサンA_2という物質が必要で、その合成の中心になる酵素が**シクロオキシゲナーゼ**である。解熱鎮痛薬である**アスピリン**は、この酵素の働きを阻害するため、血小板機能が阻害され、出血傾向が現れる。血栓形成を妨げる必要があるときには、このことが予防のために利用される。一度アスピリンによる影響を受けた血小板は、その影響を寿命（7～10日）が尽きるまで受け続ける。したがって、新しい血小板に置き換わるまで、出血の止まりにくさも続くことになる。

(2) 液性成分（血漿）には何があり、何をしているか

血液の液性の成分を**血漿**といい、血漿タンパクと電解質や水がその成分である。血漿タンパクにはアルブミン、γグロブリンなどの他、血液凝固因子やその他のものがある。**アルブミン**は、タンパク源としての働きをしているが、その他にもさまざまな分子と結合して溶けた状態で血液中に保つ働きも持ち、水分や小さな分子・原子を血管内に止めておく働きもしている。

血液凝固因子は、血管の外に漏れ出すと固まる性質を有しており、組織が破壊され

て血管外に血液が漏れ出すのを、血小板とともに防いだり阻止したりする役割を持っている。血液凝固因子には13種類があり、次々と作用し合って、最終的には**フィブリン**を作り、破れた血管をのり付けするようにしてふさぐ。この中の8番目の因子が生まれつきない病気が**血友病A**で、9番目の因子がない病気が**血友病B**である。血友病はAもBも**X連鎖劣性**（**潜性**）**遺伝**をするので、患者の大部分は男性であり、女性を介して次世代に伝えられる。イギリスのビクトリア女王がこの因子を有していた（保因者）ため、婚姻関係で結ばれたヨーロッパの王家（イギリス、プロシア、スペイン、ロシア）の中に患者が多数見られ、**Royal disease**といわれた。[81]

血管に、動脈硬化などの傷があると、血管内であっても固まってしまい、血栓を作る。血液を試験管などの硝子の容器に入れてしばらく経つと赤い塊ができ、黄色っぽい液体が分離してくる。この赤い塊が赤血球を絡め取ったフィブリンで、黄色っぽい液体が**血清**である。

γ《ガンマ》グロブリンは、免疫グロブリンとも言い、主に白血球とともに免疫機能の中心的存在である。

12．免疫の働き

免疫とは、文字通り疫病を免れるということであるが、生体が持っているそのための仕組みには、自然に備わっているもの（**自然免疫**）と、経験することによって得られるもの（**獲得免疫**）がある。自然免疫の第一は、身体を包んでいる被服物である皮膚と粘膜である。この被服物が敗れると疫病の病原体が体内に入り込む。これを察知して可能ならば取り込んで殺して消化してしまう働きを有するのが種々の**白血球**で、その中でも好中球が主体である。殺すためには好中球は酸素を利用している。もう1つの白血球としては**ナチュラルキラー細胞**があり、病原体の膜に孔を開けてしまう物質（ペルフォリン）をもっている。孔を開けられた病原体は中身が出てしまい殺される。液体成分の中にも自然免疫の一部を構成するものとして**補体**が存在する。これもまた、病原体の膜に孔を開けることでそれを殺す働きをする。

獲得免疫としては、病原体が持つ特有な物質（**抗原**）に結合するタンパク質（**抗体**＝免疫グロブリン）を合成することが重要である。そして、抗体が抗原に結合すると、その病原体は好中球に取り込まれやすくなる。また血清中の補体を結合して病原体の膜に孔を開け、内容物を出して溶かし、殺してしまう。人工的に獲得免疫を作るのが**ワクチン**である。

病原体の中でもウイルスは細胞の中に入り込み、入り込まれた細胞は、ウイルス核酸の指令でウイルスを作り出し、自らは破壊されてしまうが、ウイルスが細胞内に入り込むためには、細胞が表面に持っているウイルスを受け入れる受容体と結合する必要がある。**抗体**はこのウイルスと結合することにより、受容体との結合を妨害し、ウイルスが細胞内に入り込むことを阻止する。

免疫系の機能は大方において、特に病原体に対しては好ましく必須のものであるが、ときに好ましくない働きをすることがある。これには「質」と「量」に関係する問題がある。「質」に関しては、免疫の基本的機能に関わることで、これは**自己**と**非自己**（異物）とを区別することであるが、ときにこの機能に異常が生じることがあり、いわゆる「**自己免疫**」疾患が発生する。また、「量」に関しては、反応の程度に関するもので、過剰な反応を示すと困ったことが発生する、すなわち、いわゆる「**アレルギー反応**」が発生する。その結果生じる「**アナフィラキシー**」は迅速な、適切な処置をしないと生命が危機に曝されさえする。

免疫系は、**臓器移植**のときにも関係してくる。この場合、移植される臓器は、受け入れる側の「自己」に対して、病原体と同様に「非自己」ととらえられる。そのために、受け入れ側は移植された臓器を排除しようとするからである（**拒絶反応**）。自己と非自己との区別は、「血液型」と「**主要組織適合性遺伝子複合体**（**ＭＨＣ**）」の産物を認識することによる。血液型にはＡＢ型、Ｒｈ型、ＭＮ型などがあり、ＭＨＣの産物（**ヒト組織適合性抗原**（**ＨＬＡ**））はいわゆる白血球の血液型とも言われることがあるもので、Ａ、Ｂ、Ｃ、ＤＲ、ＤＱ、ＤＰなどの系列がある。肝臓移植や腎臓移植などではＡＢ型の一致が、骨髄移植などではＨＬＡ系列の一致が必要で、不一致のときには肝臓移植や腎臓移植などでは拒絶反応が発生する。骨髄移植では拒絶反応も発生するが、また**移植片対宿主反応**（**ＧＶＨＤ**）なども発生する。これは、移植される骨髄細胞の中に免疫細胞などが含まれているため、受け入れ側の組織を非自己と認識してしまうからである。

13. 内分泌の働き

内分泌腺とは、唾液腺、膵外分泌腺、汗腺などのように専用の管（導管、分泌管）を通して分泌物を分泌する外分泌腺とは異なり、近傍の血管に直接分泌物を送り込むことによって、標的臓器に分泌物を届ける分泌腺であり、分泌物は**ホルモン**と呼ばれる。

（1）間脳下垂体系によるホメオスターシスの維持

生体は、刻々と変わる環境（外部環境）の中にいても、生体を構成する組織、細胞はその変化による影響（内部環境）を最小限にとどめるための仕組み（**ホメオスターシス**）を有していることは、腎臓の項で述べた通りである。ホメオスターシスのために、環境の変化やそれによる内部環境の変化を刻一刻伝え合い調節する必要がある。そのため、生体には**情報伝達**の仕組み（ネットワーク）が備わっているが、内分泌系も神経系、免疫系と並んで3大ネットワークの1つを形成している。内分泌ネットワークの中枢は**間脳**にあり、ここで神経系ネットワークと連携している（図27）。

内分泌系のネットワークの中心は**脳下垂体**で神経系からの指令を受け取り、内分泌系を発動させる。脳下垂体は、頭蓋底の**トルコ鞍**という指の先ほどの狭い窪みにぴったりと収まっている。下垂体は３つの部分からなり、前方に前葉が、後方に後葉が、その間に挟まれて小さな中葉がある。前葉は、これ自体のホルモン（**成長ホルモン**）を分泌するとともに、甲状腺や副腎などの末梢の内分泌臓器にそれぞれのホルモンを出させる司令となるホルモン（たとえば、甲状腺刺激ホルモンおよび副腎刺激ホルモンなど）を分泌する。末梢のホルモンが少ないと、その分泌を促すために刺激ホルモンの分泌は増加し、多すぎると刺激ホルモンの分泌は減少する（**ネガティブフィードバック**機構）（図28）。

環境からの刺激は大脳で受け取られて、どう

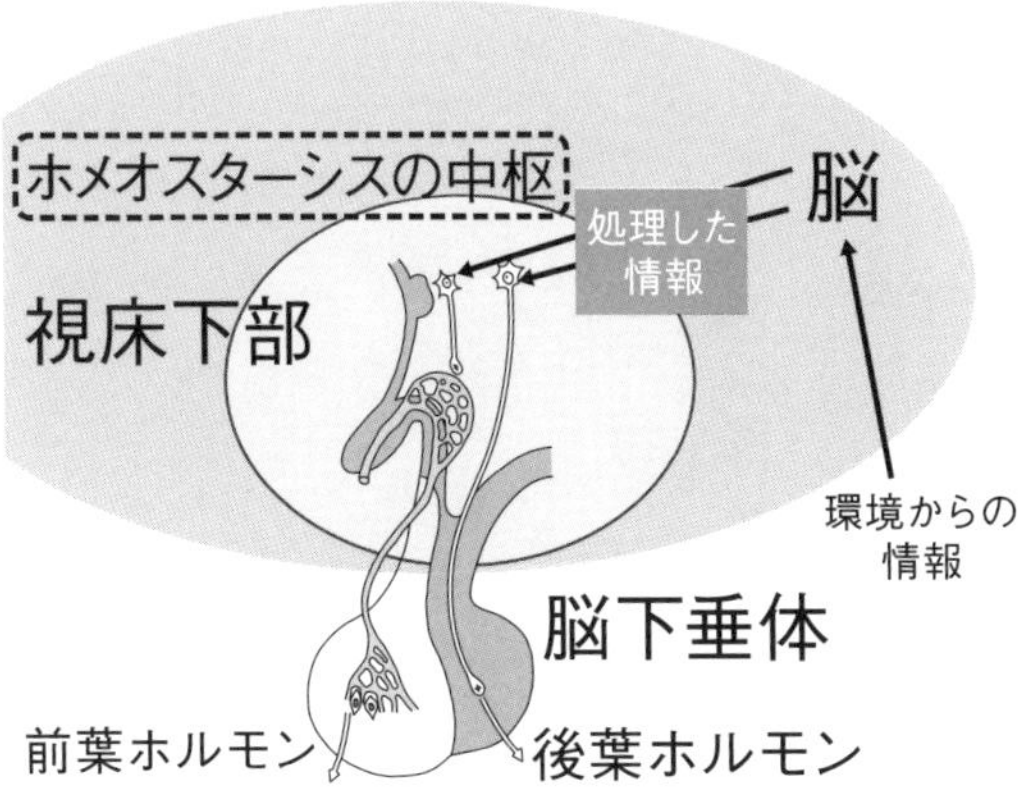

図27　内分泌系と神経系のネットワークの中枢

すべきかの判断がなされ、特定のホルモンが必要と判断されると、間脳の神経細胞は、そのホルモンの分泌を促進させるために、下垂体に対して、そのホルモン分泌を刺激するよう指令するホルモン、先の例では甲状腺ホルモン刺激ホルモン放出ホルモンおよび副腎刺激ホルモン放出ホルモンを分泌する。

(a) 下垂体後葉は、体内の水分を調節する

下垂体の後葉からは、バゾ

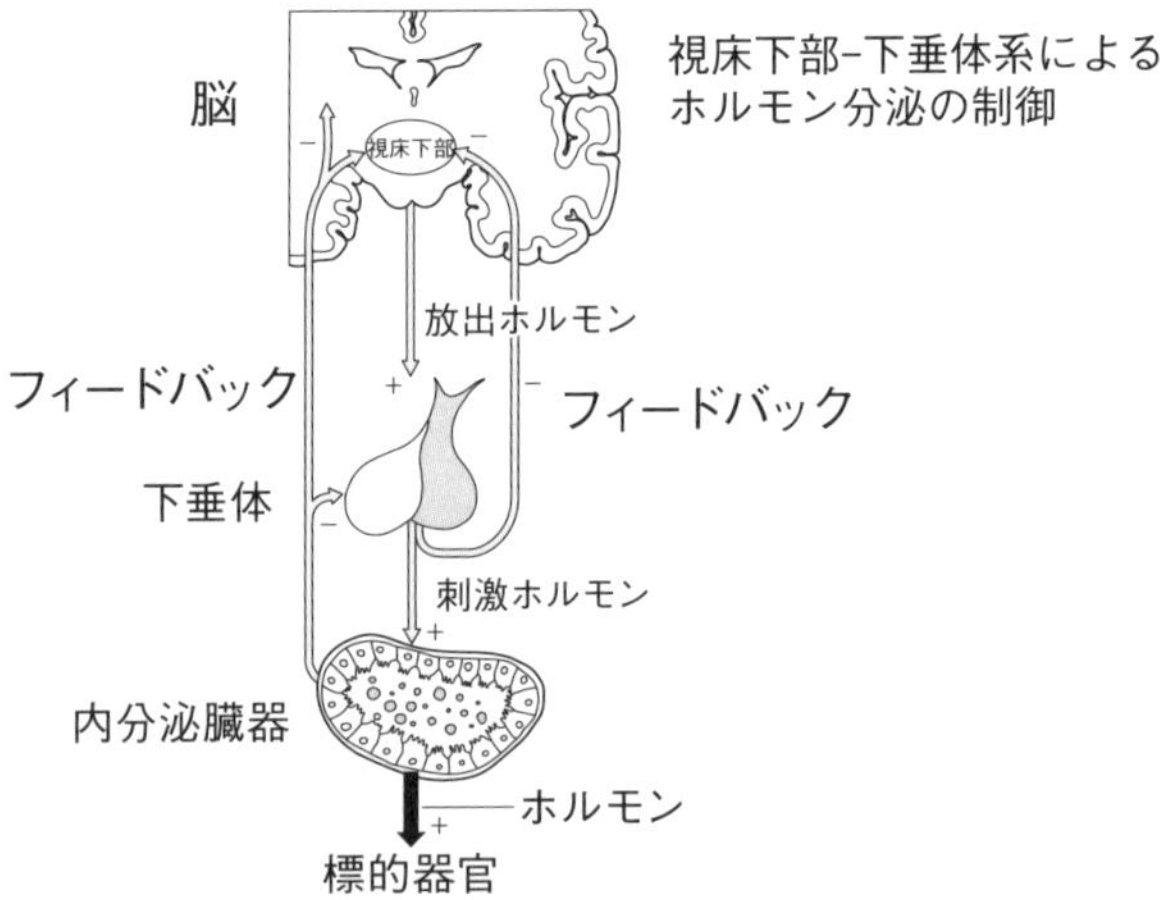

図28　内分泌系のネットワークの中のネガティブフィードバック

下垂体は、標的器官を働かせるホルモン（標的器官刺激ホルモン）を分泌するが、標的器官の働きが十分である場合には、その十分であるという情報は間脳に伝わるとともに、直接下垂体にも伝わる。 下垂体は自らの判断により、また、間脳からの、働けという指令（標的器官刺激ホルモン遊離ホルモンの分泌）が弱まることにより、その分泌が抑えられる。

プレシン（抗利尿ホルモン＝ＡＤＨ）が分泌される。動物は体内の水分が足りなくなると2つの方法で水分を一定に保とうとする。第一には、のどが渇くという感覚により飲水行動が起こり、水が飲める状況にあれば水分が補充される。第二には、主に3つのセンサーによって水分不足を感知して対応する。①浸透圧が高くなるので、それを間脳の視床下部にある**浸透圧受容器**が感知、②血管内容積が低下するので、心臓の心房にある**容積受容器**がそれを感知、③血圧が低下するので内頸動脈にある**圧受容器**がそれを感知し、感知された情報が間脳に伝えられ、ＡＤＨが分泌されて、腎臓での水分の再吸収を促進する。ＡＤＨは、下垂体後葉から分泌されるはずであるが、ときに重症の肺炎、肺がんなどの悪性腫瘍（がん）などで、本来の下垂体後葉以外の組織から分泌されることがある（**異所性分泌**）。この場合、必要がないのに分泌されることから困ったことになる。困ったことは身体に水分がたまり過ぎることで、いわば川でおぼれたような状態になってしまう（Syndrome of inappropriate secretion of ADH＝ＳＩＡＤＨ）。

（b）下垂体前葉は、ストレスに対応したり、成長を促したりする

現代社会では**ストレス**を感じさせるもの（**ストレッサー**）に事欠かない。ストレッサーにより、心や体がゆがんで変化したとき、人はストレスを感じる。ストレス情報は、間脳の視床下部に伝えられ、神経系では主に自律神経系が反応・対応し、内分泌系では副腎刺激ホルモン（**ACTH**）遊離ホルモンが分泌され、脳下垂体前葉からのACTHの分泌を促し、これにより副腎から**ストレスホルモン**（コルチゾン）が分泌される。これらの働きにより、変化が元に戻され、心身の状態が一定に保たれる（**ホメオスターシス**）。これらの反応が適当に機能しないと、心身が病的状態に陥る。たとえば、ストレスのために抑うつ状態になると、心機能が低下し、ついにはしばしば心不全に陥るといわれる。[82] ここでも「病は気から」が成り立っている。

下垂体前葉は、内分泌系の中枢として、甲状腺、副甲状腺、副腎、性腺（精巣、卵巣）などに、それらのホルモンの分泌を促すためのホルモン（刺激ホルモン）を分泌しているが、下垂体独自のホルモンとして**成長ホルモン**も分泌している。成長ホルモンはその名の通り成長を促すホルモンで、これの分泌が少ないと身長が低くなり、「**小人症**」になる。分泌の過剰は、成長の時期によって異なる帰結を伴う。思春期開始以前に過剰が始まった場合には「**巨人症**」になるが、思春期以降に過剰が始まった場合には「**先端肥大症**」になる。成長ホルモンの分泌は、睡眠の相に関係しており、入眠直後の**ノンレム睡眠**の時に急激に分泌される。「寝る子は育つ」とはよく言ったものである。ただし、これは睡眠の相と関係していることで、睡眠時間の長さとは関係ない。

メモ 下垂体の発生を知ると病気の症状が分かる

下垂体前葉は、胎生期初期に咽頭の上皮が増殖してできた、**ラトケ嚢**と呼ばれる袋状のくぼみに由来する上皮性細胞塊からなる。ときにこのラトケ嚢の一部がそのまま残り、成長してから増大して脳腫瘍の1つとなる（**頭蓋咽頭腫**）ことがある。トルコ鞍の後方に発生することが多く、下垂体後葉の障害をきたして**尿崩症**を引き起こす。尿崩症の患者ではまずこれを疑って検査を勧める必要があるほどその関係は深い。**下垂体後葉**は、やはり胎生期初期に間脳の一部が下方に下がってきて形成される。すなわち脳の一部である（脳下垂体神経葉とも言われる）。中葉からは、メラニン細胞刺激ホルモン（**メラノトロピン**）が分泌される。ＡＣ

TH、各種メラノトロピンは、神経ペプチドの一種で、メラノコルチンと呼ばれるグループに属する。いずれも類似の構造を有しており、分泌によりメラニンの合成が促進されるため、過剰分泌があると皮膚が黒っぽくなる。

メモ

先端肥大症と巨人症との関係

成長ホルモンは、それ自体と肝臓に作用して産生させた**ソマトメジン**C（IGF–Ⅰ）が、骨の骨端軟骨に働いて骨の伸張を促すことにより成長をもたらす。全身的な成長のためには、**骨端軟骨**が存在する必要がある。ところが骨端軟骨は、思春期に性ホルモンの影響で骨になってしまう（図29A）。軟骨のままの時期に成長ホルモンが働けば全身的な成長が起こるが、骨になってしまった後に働くと、まだその作用を受けることができる手足の末端や顎などだけが成長を続けることになり、先端が肥大した体型の人になる（図29B）。

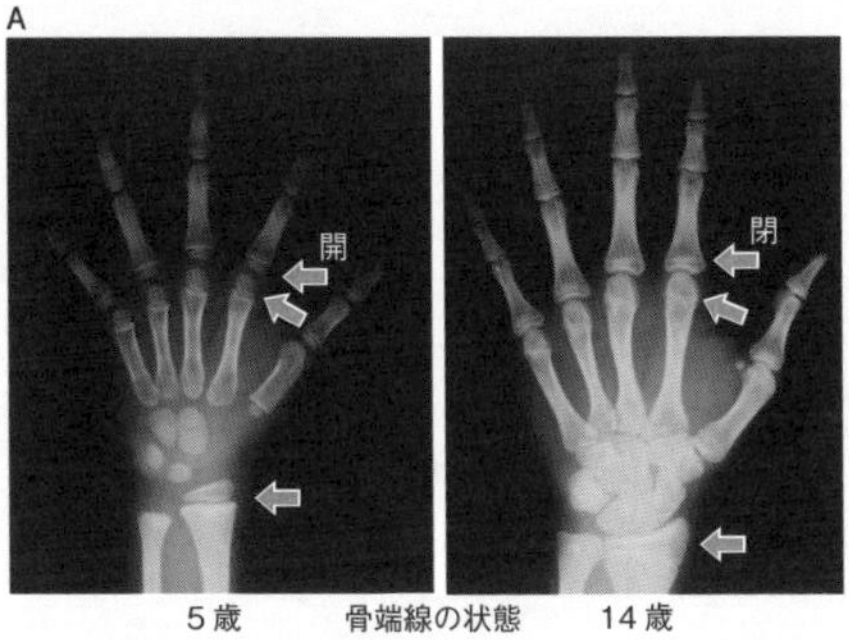

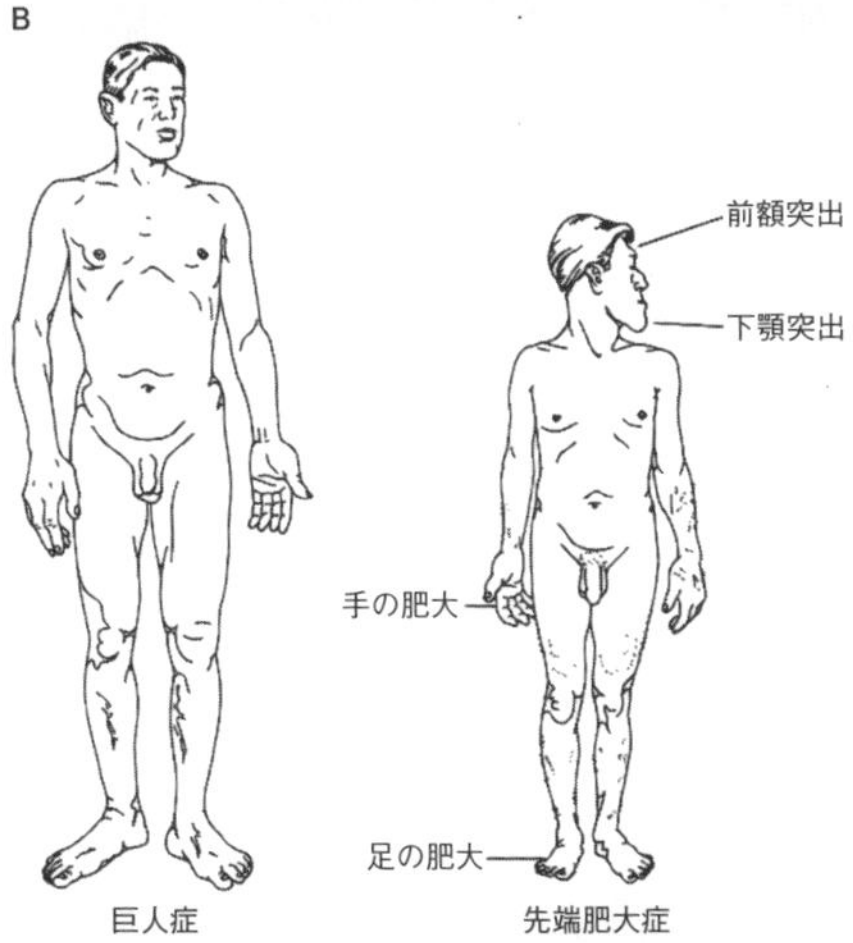

図29　成長ホルモンによる成長

A：手の骨のX線写真
5歳の児の写真では、長管骨の末端の関節の両側にもう1つずつ抜けて見える部分（矢印）があるのは、そこが軟骨であるためで、そこに石灰化が起こって骨になっている。14歳の児ではつながって、関節と関節の間は1つの骨になっている。
B：巨人症と先端肥大症の体型
（大地陸男：生理学テキスト．第8版．文光堂，2017）
巨人症では身体全体が大きくなっているが、先端肥大症では、身体の末端部分だけが大きくなっている。

（2）甲状腺―放射線と甲状腺がんとの関係―

原子力発電関連の事故で常に話題になる甲状腺も、内分泌臓器である。ここからは甲状腺ホルモンが分泌され、全身の代謝に重要な働きを持っている。過剰に分泌されると、目が飛び出したようになってぎらぎらした目つきになり、十分に食事を摂ってもやせてくるなどの症状が見られる（**バセドー病**あるいは**グレーヴス病**）し、**橋本病**などで分泌が低下すると、覇気がなくなりぼーっとした顔つきになったりする。また生まれつき甲状腺機能が不充分だと、精神発達の遅れなど心身の発育・発達の遅れが生じる（**クレチン病**）。甲状腺ホルモン欠乏の影響は出生前から始まるので、ホルモン補充療法はできるだけ早く始めることが望まれ、新生児代謝スクリーニングに組み込まれている。この場合、ホルモンそのものを見るのではなく、フィードバック機構によりホルモンを出させようとして上昇している甲状腺刺激ホルモンを見ることで行っている。ホルモンは**ヨード**を含み、原子力事故で放射性ヨードが放出されて甲状腺に取り込まれると、放射線の内部照射のために甲状腺腫瘍の発生の可能性が高まる。しかも甲状腺は、放射線照射でがんが発生しやすい臓器である。ところが、このような特定の集団ではない一般集団についても、スクリーニング的に甲状腺を超音波で調べると、潜在的な腫瘍が高頻度で見つかる。そのため、高放射線照射下にある個人に、超音波検査で甲状腺腫瘍が発見されても、それが放射線照射によるものとは必ずしも言えないわけで、このことが事態を複雑にしている。ちなみに、小児には甲状腺がんはほとんど発生していないという意見もあるが、小児がん全国登録には、毎年10例前後の甲状腺がんが登録されている。近年、世界的に甲状腺腫瘍の発生率が高まっているのも、このような甲状腺腫瘍の性質を反映している可能性が高い。[83]

（3）副腎はデュアル臓器―髄質と皮質はすべてが異なる―

「副」という字が付くからと言って、腎臓の副次的機能を担う臓器というわけではない。副腎は一対あり、左右の腎臓の上にそれぞれが乗るような形で存在するという位置関係でつけられた名称である。副腎は、皮質と髄質に分かれていて、異なる内分泌機能を有している。**髄質**は胎児期の始めの頃に交感神経系の細胞が集まってできたもので、交感神経系の神経伝達物質である**アドレナリン**（エピネフリン）を分泌する。**皮質**は髄質を包み込むような形で存在し、3種類のステロイドホルモン、すなわち**糖質ステロイド**（コルチゾン）、**鉱質ステロイド**（アルドステロン）、**男性ホルモン**（テストステロン）を分泌する。これらのステロイドホルモンは、すべて**コレステロ**

ールから合成される。男性ホルモンは主には精巣で合成されるが、副腎でも合成されるため、精巣のない女性にも男性ホルモンは存在する。女性で糖質ホルモンなどを合成する酵素が先天性に欠損しているような場合には、糖質ホルモンに向かうはずの中間体が男性ホルモンになってしまうことに加え、欠損する糖質ホルモンの合成を促すためにＡＣＴＨが大量に分泌される。そのため、女性の胎児では男性化が起こって外陰部が男性様になってしまう（**副腎性器症候群＝仮性半陰陽**）。糖質ホルモンは、ストレスホルモンなので、人生のうちで最もストレスの高い時期である周産期にいる副腎性器症候群の新生児は、ただちに処置をしないとショックに陥り致命的になる。

（4）糖尿病は、失明や腎不全、末梢神経障害の原因ともなる

糖尿病も内分泌系の疾患である。糖尿病は、膵臓のβ細胞から分泌されるインスリンの不足により発生する。糖尿病には2種類あり、肥満などの生活習慣病に伴うものを**2型**と言い、相対的なインスリン不足によるもので、もう1つの**1型糖尿病**は、何らかの理由で膵臓のβ細胞が破壊され、インスリンが分泌されなくなったもので、糖尿病の約5％がこれである。糖尿病患者はしばしば**意識障害**を発生するが、その機序には2通りがある。1つは**高血糖性**で、もう1つは**低血糖性**である。同じ意識障害で

も対処法が正反対であるので注意が必要である。意識がない人が深く大きな呼吸（**クスマウルの大呼吸**）をし、吐く息に熟れ過ぎた果物のような臭いがする場合は**高血糖性**であり、急いでインスリンの注射をする必要がある。脈が速く、手の震えや発汗などの交感神経緊張症状があり、舌のしびれ、判断力の低下、人格変化などの前触れがある場合には、食事量に比べインスリンが多すぎて**低血糖**になっている可能性があり、急いで**ブドウ糖の投与**をする必要がある。糖尿病では、血液中のブドウ糖が過剰になり、尿中に排泄される。インスリンは代謝全般に広範な影響を及ぼしており、その不足は糖、タンパク質、脂質の代謝に広範な異常をもたらす。2型糖尿病では、他の生活習慣病を合併している可能性もあり、そのための臓器障害も考慮する必要がある。糖尿病の3大合併症として、**糖尿病性網膜症**、**糖尿病性腎症**、**糖尿病性神経障害**がある。失明の原因の第2位は糖尿病であり、また腎不全で透析開始となる原因の4割が糖尿病である。

（5）副甲状腺は、カルシウム代謝に関係するホルモンを分泌する

これも副腎と同様「副」という字が付いているからといって、甲状腺の機能を補助する臓器というわけではなく、甲状腺の裏側に存在するといった位置からつけられた

名称である。この臓器も内分泌腺で、**カルシウム代謝**に関係するホルモンである**パラトルモン**を分泌する。このホルモンが分泌されないと、血液中のカルシウムが低下して筋肉が引き連れるような異常が発生する（**テタニー**）。このホルモンも、がん細胞などから異所性に分泌されることがあり、血中カルシウム濃度が異常に高い値になる。この場合には、骨からカルシウムが溶け出し、骨粗しょう症が発生するほどになることもある。

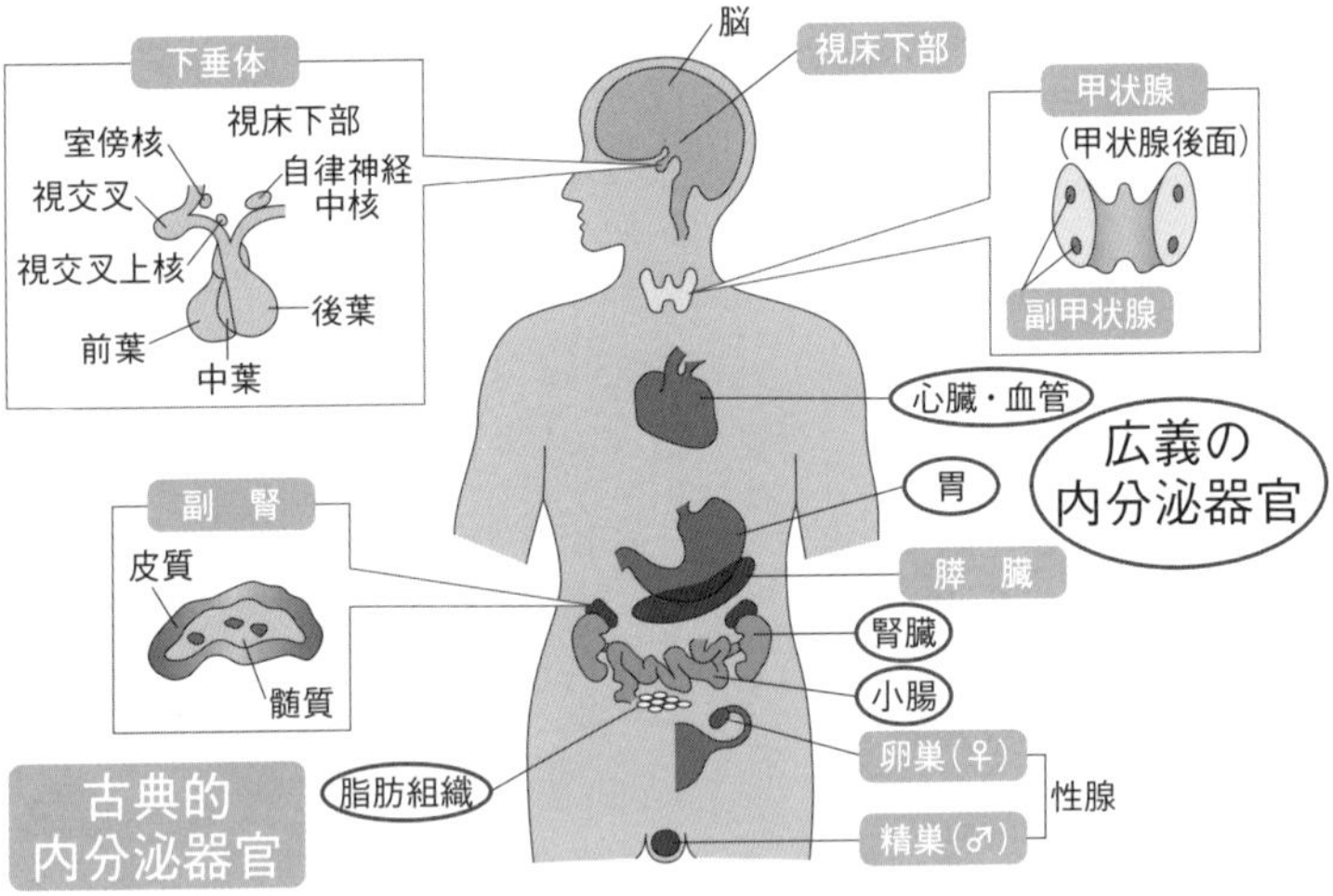

図30　内分泌腺の全体像

楕円で囲ったものは古典的には内分泌器官とされていないが、ホルモン（様）物質を分泌することが分かっている器官である。

（6）その他の内分泌腺と存在部位

図30に主要な内分泌腺と存在部位を示した。

14. 神経系は、皮膚と同じ起源を持つ

神経系の働きは、外界の情報を感知して認識し、生存に有利なように判断することである。したがって、卵から発生して身体ができあがる過程で、身体の一番外側にできる外胚葉から発生することは、容易に理解できることである。要するに、皮膚と同じ起源を持つわけであり、皮膚には神経細胞と同じ起源の細胞（メラノサイト）が多数存在している。また、**神経線維腫症1型**（**フォン・レクリングハウゼン病**）および2型、**結節性硬化症**（プリングル病）、**色素性乾皮症**、**スタージ・ウエーバー症候群**など、神経系と皮膚とを同時に冒す疾患（**神経皮膚症候群**）も存在している。外界の情報を感知して生存に有利なようにそれに対処する系としてもう1つ、免疫系がある。皮膚には免疫系に重要な役割を果たしている細胞（**ランゲルハンス細胞**ないしは樹状細胞）が存在している。

（1）神経細胞の構造と機能は、コンピュータに似ている

神経系はネットワークを作って情報を伝達しているが、それは電気信号の流れによっている。この点についてはコンピュータの仕組みと全く同じである。ただし、電気信号の流れはコンピュータでは電磁界による電子の動きによっているが、神経系の場合は、ナトリウムとカリウムのイオンが細胞の中を出入りすることによっている。また、コンピュータでは電気信号は電線の中を動き、電線が途切れればそこで動きは止まり、つながればまた動くが、神経系の場合は電気信号の流れは1つずつの神経細胞の中に限られている。1つの神経細胞から別の神経細胞あるいは電気を受け取る別の組織の細胞、たとえば筋肉細胞との間には隙間がある。この間隙のある構造は**シナプス**と呼ばれる。電気信号はこの間隙を飛び越すことはできない。情報伝達は化学物質（**神経伝達物質**）の受け渡しによって行っている。神経細胞には電線の役割をしている2種類の突起がある。神経細胞が情報を受け取るのはこのうちの1つである**樹状突起**で、情報を伝えるのは**軸索突起**と呼ばれる長い突起である（図31）。最も長い突起は、脊髄にある神経細胞が足の筋肉に情報を伝えるためのもので、身長によって異なるが1m近くある。

（2）神経系には、3つの「系」がある

神経系は、一般に**中枢神経系**、**末梢神経系**、**自律神経系**に分類される。**中枢神経系**は、大脳、脳幹（間脳、中脳、橋、延髄）、脊髄、小脳からなる。神経系の始まりは、外胚葉の正中部にできた2本の皺が正中で癒合してできる神経管で、この頭側端が膨らんで脳になり、残りの部分が管のままで脊髄になる。

末梢神経系は、運動神経や感覚神経である体性神経と自律神経に分けられる。**体性神経**は31対の**脊髄神経**と12対の**脳神経**からなり、**自律神経**

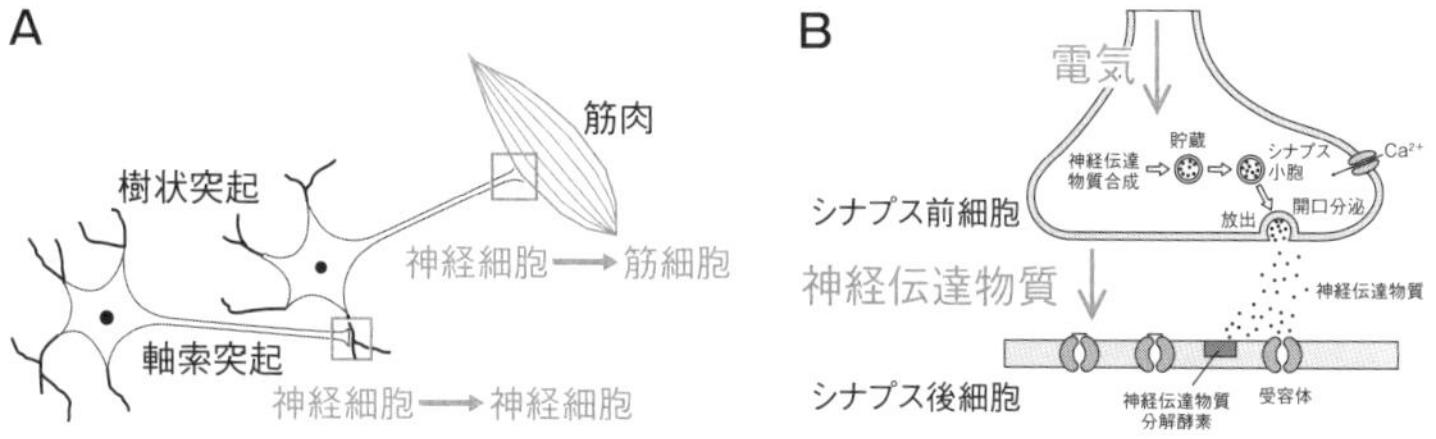

図31　神経ネットワークの単位（A）とシナプス（B）

A．神経細胞は、複数の枝分かれした突起（樹状突起）と1本のまっすぐな長い突起（軸索突起）を有している。樹状突起は、他の神経細胞からの信号を受け取り、軸索突起は受け取った信号を他の神経細胞あるいは筋肉や分泌腺の細胞に受け渡す。
B．軸索突起の中の信号は、電気的に末梢に伝えられるが、その末端と他の神経細胞などとの間には、電気を通さない狭い間隙（シナプス間隙）が存在するため、電気は伝えられない。その間隙を経ての信号の受け渡しには、化学物質（神経伝達物質）が使われる。神経伝達物質は、軸索突起を流れてきた電気信号が突起の末端に達するとカルシウムイオンが突起内部に入り、これを合図に末端に蓄えられていた神経伝達物質がシナプス間隙に分泌される。シナプス間隙の信号を受け取る側の細胞の表面には、この物質を受け取る受容体が存在し、分泌された物質が結合することによって信号が伝達される。伝達された後どうなるかは、受け取った細胞の性質によって異なってくる。神経細胞の場合は、次の細胞へ信号を電気信号として伝えるし、筋肉細胞の場合は筋肉を収縮させ、分泌細胞の場合は、蓄えてあった分泌物を細胞の外に放出するなどのことが起こる。

系は、**交感神経系**と**副交感神経系**とからなる。中枢神経系には、神経細胞の集まりである**灰白質**と、神経線維の通り道である**白質**とがある。大脳の皮質は**新皮質**と**旧皮質**とがあり、下等な脊椎動物から霊長類に至る過程で新皮質の占める割合が大きくなり、ヒトで最大となる。大まかに言うと旧皮質は本能に関わる機能を有し、新皮質は旧皮質を抑制する機能を有している（図32）。新皮質の機能は発達とともに向上するが、事故や疾患によって低下するばかりでなく、自然にも老齢になるに従い低下していく。極端な場合には認知症になり、抑制がきかずに社会的

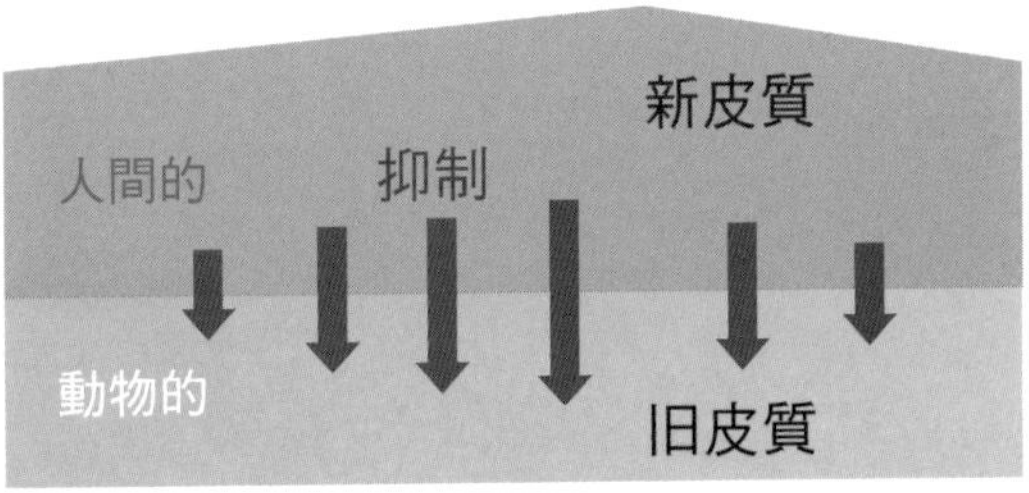

図32　新皮質と旧皮質

精神機能について新旧皮質の関係は、裸の王様の寓話を思い出すと分かりやすい。仕立屋にだまされて裸でいる王様を見ても、新皮質が勝っている周囲の大人は黙っているが、それを見た子どもは遠慮なく「王様は裸だ」と見たままを言った話である。新皮質の機能は高齢化とともに衰え、最悪の場合認知症になり、抑制のきかない「切れる」老人になることもある。一方、神経機能についてみると、新生児期から乳児期にかけてはいわゆる原始反射が見られ、また腱反射が亢進している。上体が急に前傾すると両手を突き出すパラシュート反射を除き、次第に消失する。そして、大脳からの指令が途絶えると復活する。

問題を起こすに至ることもある。

（3）脳は、領域によって機能分担している

脳には色々な領域がある。全体としてすべてのことを行っているのではなく、それぞれの領域は、その領域に特有な役割を担っていて、その総合としてヒトの行動が決まってくる。したがって、脳出血、脳梗塞、外傷などにより脳の特定の領域だけが障害を受けると、その領域が担っている機能だけが失われる。有名な事象として、重度のてんかんの治療のために脳の一領域である**海馬**の切除術を受けた患者に発生したものがある。この患者では、この手術によりてんかん発作は軽減したが、手術の数年前以降の**記憶**が失われてしまった。しかし、脳の他の機能、たとえば知能指数は正常で、クロスワードパズルなどはよくできるという。また、爆発事故で、眼窩から前頭葉にかけて鉄棒が貫通した患者の事例では、事故前には「よくバランスのとれた心を持ち、敏腕で頭の切れる仕事人として尊敬されていた」が、事故後身体機能には大きな異常がないにもかかわらず、気まぐれで無礼で下品な言葉を吐き、同僚に敬意を払わないなどの**人格変化**が発生した。これは「**前頭前野腹内側部**」というごく狭い領域の傷害によったものであったといわれる。[84]

脳は外見上左右対称的に見えるが、少なくとも機能的には対称的ではない。**利き手**についても、右利きが圧倒的に左利きよりも多い。そして、**左脳**は言語、代数、理論などを担い、また物事の観念的なとらえ方や物事を部分的に扱うことに優れ、**優位半球**と呼ばれるのに対して、**右脳**は音楽、幾何学、発想などを担い、物事を物質的なとらえ方をしたり全体的に扱うことに優れ、**劣位半球**と呼ばれる。そして、利き手は言語機能が左右どちらかで優位かということに関係しており、右利きの97%、左利きの50~60%で言語機能は左半球が優位であるといわれる。**言語中枢**の発達は、まずは話し言葉の理解から始まり、模倣言語がこれに次ぎ、次いで自発語が出るようになり、やがて読字から書字へと進む。子どもの頃何らかの理由で左半球が障害を受けると言語機能は右半球が代償するようになるが、これは3~10歳頃までで、12歳を超えると困難になるといわれる。外国語を学ぶとき、母語のように使いこなすことができるようになるためには、小学上級生から遅くとも中学生頃までに学ぶ必要があることとも関係している。

(4) 脳の発達は、生まれてから1000日までが鍵

言語ばかりでなく、子どもの脳の発達は、「最初の1000日」、すなわち3歳にな

るまでが鍵になるといわれる。[85] まさに「三つ子の魂百まで」という諺の通りである。脳の基本的な発達ができあがるまでに脳の中で生起することを次の概念図に示してある。成人の脳では、神経細胞（ニューロン）の数は約１００億個、シナプスの数は１０００兆個あるといわれる。

ニューロンは、妊娠７週頃に最大になり、その後**淘汰**という過程により減少し、成人レベルになる。一方シナプスの密度は、出生後１～２年後に最大になった後、刈り込みという現象により減少する。この**刈り込み**は思春期中期前後に終わり、シナプス密度は成人レベルになる（図33[86]）。

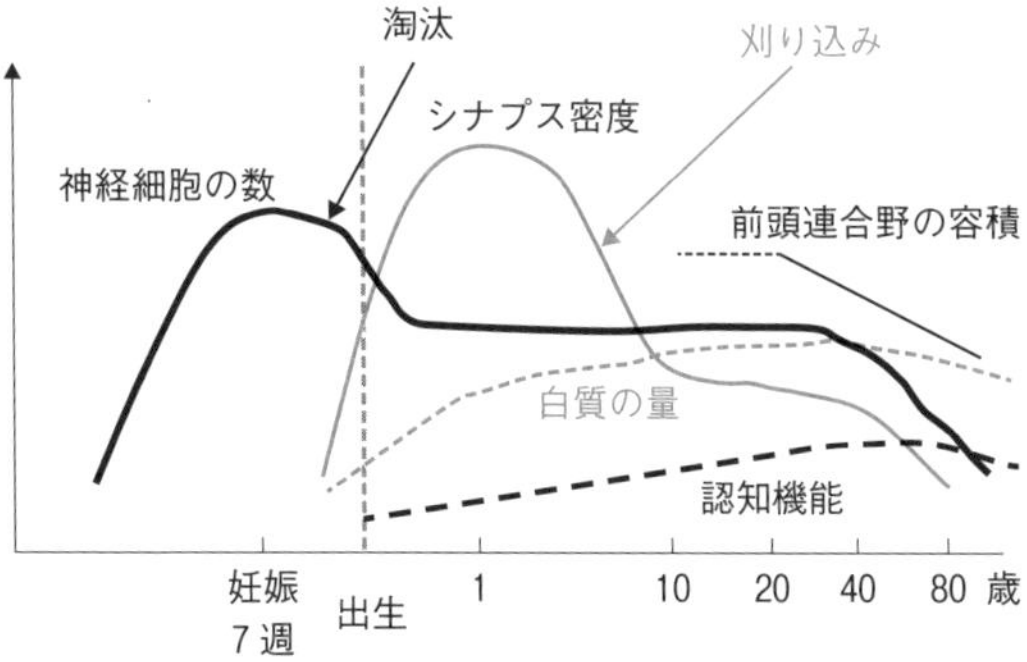

図33　脳の発達の概念図

縦軸の単位は、曲線の種類ごとに異なる。したがって曲線は量や数の変化を表しているのみである。

（5）脳は、酸素やエネルギーの大食らい臓器

成人の脳の重量は、体重の約2％であるが、その酸素消費量およびエネルギー消費量はそれぞれ、全身のそれらの20～25％である。脳のエネルギー源は専らグルコースであり、脳内にその貯蔵はないので、低血糖の影響は極めて大きい。また、脳へ行く血流は、心拍出量の15％にも及ぶ。したがって、心拍が停止したり、頸動脈が閉塞したりすると、脳は容易に酸欠状態に陥る。しかも、脳内にある動脈は相互に連絡がない**終動脈**であるため、動脈の閉塞があると、その先の組織は壊死に陥ってしまう。

（6）末梢神経は、機能的に2つに分けられる

末梢神経系は、**体性神経**と**自律神経**からなる。**体性神経**には、運動神経と感覚神経とがある。体性神経には、脊髄から出る脊髄神経と脳幹から出る脳神経とがある。脊髄神経は31対、脳神経は12対ある。

（a）体性神経は、運動神経と感覚神経に分けられる

運動神経は、身体を動かす指令を伝える神経である。身体を動かす指令は、脳の**運動野**にあるニューロンから、脊髄の前角にある**運動ニューロン**に伝えられる。筋肉はこの運動ニューロンからの指令を受ける。このルートの途中で、基底核や小脳からス

ムーズな動きに必要なさまざまな修飾指令が追加される。実際の動きは、それが指令通りであるかどうか検証する仕組みによって微調節される。実際の動きの具合についての感覚情報は、他の感覚情報とともに、脳神経や脊髄神経によって脳に伝えられる。脊髄から出る運動神経は、延髄にある錐体を通るので**錐体路**と呼ばれ、ここで左右が逆になる。そのため、脳梗塞で右の脳が障害を受けると、左側の手足が動かなくなる。

感覚神経は、末梢の感覚器官からの情報を脳に伝えるが、脊髄神経の場合、そのルートは伝えられる情報の種類によって脊髄の異なる部分を通っている。そのため、脊髄損傷などでは、障害を受けた脊髄の部分によって、伝えられなくなる情報の種類が異なってくる。脊髄に入る感覚神経は、脊髄に入ってからそのまま上に向かい、延髄よりも上の方で反対側に渡って脳に達するもの（触覚や位置覚）と、すぐに反対側に渡って上に向かい脳に達するもの（温痛覚）とがある。そのため、たとえば脊髄の右側が損傷を受けると、右側の触った感じの感覚や右側の手足のバランス感覚が障害されるが、損傷の上下位置によっては、温度や痛みは左側の感覚が障害される（**脊髄半側症候群**あるいは**ブラウン・セカール症候群**）。

運動の指令は、脊髄の前方（**前根**）から出る脊髄神経を通って末梢に向かうが、感覚情報を伝える脊髄神経は、脊髄の後方（**後根**）から入る。特定の筋肉を動かす指令を出すニューロンは、脊髄の中の前方（前角）にある。**ポリオ**のウイルスは、このニューロンに感染するので、このニューロンが行き着く先の筋肉が麻痺する。感覚情報を末梢の感覚器官から受け取るニューロンは、脊髄の外で、脊髄に入る直前にある脊髄神経節の中にある。水痘（水ぼうそう）にかかると、水痘のウイルス（**水痘帯状疱疹ウイルス**）は、水痘が治った後でもこの脊髄神経節にあるニューロンの中に居残り、普段は抑え込まれているが、さまざまな状況で抑え込みが弱くなると、活動を始めて**帯状疱疹**を発症する。

（b）自律神経系は、交感神経と副交感神経に分けられる

自律神経系には、交感神経と副交感神経とがある。これらの神経の働きは逆になっている。たとえば**交感神経**は、興奮や緊張などの精神活動や、心臓の拍動では早める活動に関係するが、**副交感神経**は、精神活動では鎮静に関係し、心拍動ではゆっくりさせる活動に関係する。ところが、腸管の動きや消化液の分泌では、交感神経は抑制的に働き、副交感神経は促進的に働くので話がややこしくなる。**喘息**のときは、気管

支の平滑筋が収縮するために、気管が狭くなって呼吸困難が生じるが、この筋肉を鎮めるのは交感神経なので、使う薬もアドレナリンなどの交感神経を興奮させるものである。

（7）脳神経は、頭頸部の運動や感覚を扱う

脳神経は、頭頸部の**運動**と**感覚**を扱う12対の神経で、脳幹にある神経核（灰白質に相当するニューロンの集まり）にあるニューロンにより形成されている。**運動**は、顔面の表情筋の動き、口やまぶたの開け閉めなどの動きを司り、感覚は視覚、嗅覚、味覚、聴覚・平衡覚などの特殊感覚やその他の感覚を司っている。よく顔面が痛むと顔面神経痛などと言うが、**顔面神経**（第7脳神経）は運動神経なので、痛みの感覚は伝えない。顔面神経は、口やまぶたを閉じたり、表情筋を動かして、笑い顔や泣き顔を作るのが主な働きである。**痛みなどの感覚**は、**三叉神経**（第5脳神経）の役割で、顔面の額から頭部前半の感覚（第1枝）、耳から顎にかけての感覚（第3枝）、その中間部分の感覚（第2枝）などを担っている。ちなみに、耳より後ろの頭部後半の感覚は、第2脊髄神経の領域である。動物のように四つん這いになって顔面を前面に向け、頭頂部と耳を結ぶ線を引いたとき、後が脊髄神経の支配領域で、前が脳神経の支

配領域である。頭頸部の動きに関しては、胸鎖乳突筋（頭を左右の斜め上に向けるときに働く筋肉）や広頸筋（口をへの字にしたとき、下あごから首にかけて寄る皺を作る筋肉）などの、首から肩にかけての筋肉の一部は、脳神経の1つである**副神経**（第11脳神経）の働きで動き、舌は**舌下神経**（第12脳神経）の働きで動く。

（8）感覚の仕組み

（a）視覚 ―外部情報の80％は、視覚による―

外部からの情報の80％以上は眼から入るといわれる。眼は言うまでもなく視覚の要である。すなわち、視覚は眼のレンズを通して入ってきた光を**網膜**で受けて、作られた像を見る感覚で、その網膜までの仕組みはカメラのそれと同じである。したがって、網膜に作られる像は、上下左右が実際の物とは逆になっている。また、眼球は2つあるので、2つのカメラを備えたようになっていて2つの像が作られるが、感覚としては1つの物に見える。逆になった像が実際と同じように見えたり、2つの像が1つとして感じるのは、目から入った情報を脳の働きでそのように修正しているからである。このような脳の働きには素晴らしいものがある。上下あるいは左右、あるいは上下左右が逆転するメガネをかけての生活は、初めのうちは極めて困難であるが、しばらく時間が経つと普通に生活できるようになるという実験がある。これも脳が修正してくれるからである。

網膜で光を受け取る細胞（**視細胞**）には、桿体と錐体の2種類が存在する。**桿体**は暗いところで物を見る際に働き、**錐体**は明るいところで物を見る際に働く。ヒトの場合、物を見る中心である**中心窩**（**黄斑部**の中心）では錐体が密集している。桿体の光に対する感受性は錐体の数10倍〜1000倍ほど高く、1個の光子に対しても応答することができるといわれる。光を感じるのは、**光受容タンパク質**が光を吸収するからである。桿体は、光受容タンパク質を1種類（桿体型視物質光＝**ロドプシン**）しか持たないため、色の判別はできない。錐体には3種類あり、それぞれが吸収する光の波長が長いもの、中間の物、短い物の3種類の光受容タンパク質（**錐体型視物質**）のいずれかを持つ（**L錐体**、**M錐体**、**S錐体**）。光受容タンパク質を持てば光を吸収する、すなわち光を感じることができるわけで、植物が光を感じて光の方向に発育をするのも、植物の細胞が、光受容タンパク質（**フィトクロム**など）を持っているからである。[87]

(b) 聴覚と平衡覚を司る仕組み

聴覚・平衡覚を司るのは、内耳の迷路にある**蝸牛**と**三半規管**および**前庭の平衡斑**である。三半規管は、3つのループが組み合わされた構造で、上下、左右、前後の3次元に対応している。平衡斑には、感覚細胞（**有毛細胞**）の突起（感覚毛）の上に乗った**耳石**があり、有毛細胞との相対的な位置関係で動きを感じる。ときにこの耳石が外れることがあり、半規管に入り込んだりすると激しい**めまい**が発生する。回転性のめまいの回転方向は、3つの半規管のどれに入り込んだかによって決まる。

(c) 味覚の成り立ち

味覚には、**基本味覚**である甘味、苦味、うまみ、酸味、塩味の**5つの味覚**と、辛味、渋味、えぐみ、金属味などの**その他の味覚**が区別される。基本味覚には、それぞれに生理的機能がある[88]（表21）。苦味は、カフェイン、アルカロ

表21　基本味覚と生理的機能[88]

味覚	意味		効果
甘味	エネルギー源の検出		嗜好
うま味	タンパク質の検出		嗜好
酸味	腐敗の検出		忌避
苦味	毒物の検出		忌避
塩味	ミネラルの検出	低濃度	嗜好
		高濃度	忌避

イドなど、毒物に由来する味で、動物にそれらを食べないように知らしめる働きがある。逆に甘味は、エネルギー源として積極的に食べさせる働きがある。**甘味**と**脂肪味**は、口にする物の好みの源泉であり、動物は意図的に制限しない限り食べ続けてしまい、肥満をもたらす。**加工食品の製造会社**は、甘味、脂肪味に塩加減をいかに組み合わせると顧客が喜んで食べるかを研究しており、いわゆる**ジャンクフード**は、その結果を反映した食物である。[33] 多食するとメタボリックシンドロームの原因となるのは当然の理である。

味覚は、主に舌で感じるが、軟口蓋や咽頭などの粘膜などでも感じる。口腔粘膜には、感覚細胞（**味細胞**）の集まりである**味蕾**《みらい》があり、味細胞にはその細胞膜に基本味覚を生じさせるための受容体がある。甘味は、糖質や一部のアミノ酸、うま味は、グルタミン酸、苦味はカフェインなどが受容体に結合することにより感覚刺激が神経に伝わる。また、塩味はナトリウムイオン、酸味は水素イオンが受容体を通過することで感覚神経が刺激される。以前は、それぞれの味覚を感じる舌の部位が決まっている（味覚分布地図）と考えられていたが、現在ではそれは間違いで、特定の味覚だけを感じる部位はないと考えられている。味蕾の機能は、たばこ、アルコール、刺激物、加齢によって衰える。特に、たばこは苦味の閾値を上げる（苦味に鈍感になる）といわれており、喫煙する料理人の料理は避けた方が無難である。

これまでの記述は感覚としての味覚の意味であったが、ヒトの場合「味覚」は、単なる味細胞の活動ばかりでなく、基本味覚以外の味や、さらには味わう場の環境（雰囲気）、見た目（盛り付けや形、色、香り、舌触りなど）、過去の経験（記憶）などを総合したものであり、「**風味**」ともいわれる。

（d）痛覚は、主観的なものか

痛覚は、生体に加えられた危害（**侵害刺激**）に対する**警告反応**であり、生存には必要欠くべからざる感覚である。痛みは局所だけでなく、全身に広く影響を及ぼすことが理解できる。また、痛覚の投射経路である脳幹部には、運動・姿勢の調節系があることから、痛みは全身の運動調節や姿勢保持とも密接に関連を持っていると考えられる。

痛みの感覚には2種類ある。すなわち、怪我したときなどの瞬間に感じる鋭い痛みと、その後に しばらく続く鈍いジンジンした痛みである。痛覚、すなわち「痛み」の感覚は分かりきったことのようであるが、必ずしもそうとは言いきれない。特殊な場合を除いては、痛みは快感の対極にある感覚ととらえられ、古代においては罪に対する神から与えられた罰であると考えられていた。その後もさまざまな見解が示されており、近年の国際疼痛学会では、「痛みは実質的または潜在的な組織損傷に伴う、あるいはこのような損傷を表現する言葉を使って述べられる不快な感覚・情動体験である。」と定義し、「痛みはいつも主観的であって、各個人は生涯の早い時期に受けた損傷に関連した経験を通じて、学習して得られた感覚を痛みという言葉で表しているものである」としている。

感覚は、視覚、嗅覚、温覚、味覚、触覚など、どのようなものであっても、過度になると痛みに変わる。熱湯を浴びれば「熱い」というよりも「痛い」と感じるのはその典型的な例である。また、同じ種類の同じ強さの物理的刺激であっても、強くなるほど痛みの感覚は強くなることが知られている。不快な感覚や情動体験も痛みとして表現されることがあるのは、強い悲しみの体験の際、「心が痛む」と言う表現になって現れる。子どもがよく転んで膝をすりむいたりしたとき、傷の周辺をさすって「いたいのいたいの飛んでいけ！」と言うと泣き止んだりすることがある。これは**ゲートコントロールセオリー**で説明されているが、大人、特に親に甘えることによって不快な痛みが幸福感に変わることでも説明できる可能性がある。激しい戦闘で大きな負傷をしても、負傷した当座は痛みを訴えず、周囲が静まってから痛みが襲うような場面も、「恐怖」や「興奮」の状態が痛みの感覚を減じることによるものと考えられる。激痛を含む不快な症状を訴えるがん患者の35％が、プラシーボによって満足すべき症状の軽減を経験したという研究がある。[89] これなども、このような痛みの性質を良く表している。

(e) 感覚の実体は、どこまで解明されているか

痛覚については、これが実体なのか、他の感覚の強度の違いに過ぎないのか、実体は不愉快な感覚としての情動に過ぎないのかなど、さまざまな見解があることを見てきたが、他の感覚についてはどうなのであろうか。脳の図などには、脳の中心になる溝の後ろ側の表面には、身体のどこの感覚に関係しているのかを示す地図が描かれている（**ホムンクルス**といわれる）。これによれば、右手の薬指の感覚は、脳の特定の部位で感じ取られるように思われる。しかし、両手の指を交互に組み合わせ、目をつぶった状態で、指のどこかを触ってもらったとき、どちら側の手のどの指に触られたかを言い当てる遊びがあるが、なかなか言い当てられないという経験をしたことがあ

るのではないだろうか。さらに、**幻肢痛**という感覚がある。事故などで手足を切断されたとき、ないはずの切断された手足が痛むという感覚である。これに関連して、上肢を失った人では、頬や上腕などに手の感覚が見られる（図34）。どうしてこのようなことが起こるのだろうか。

腕が切断されてしまうと脳の手に対応した領域には信号が全く入ってこなくなるが、その部分が感覚入力を求めるようになり、その空いた領域に、顔の皮膚からの感覚情報が侵入し、脳はそれが失われた手から生じたものと誤って解釈してしまうということが考え

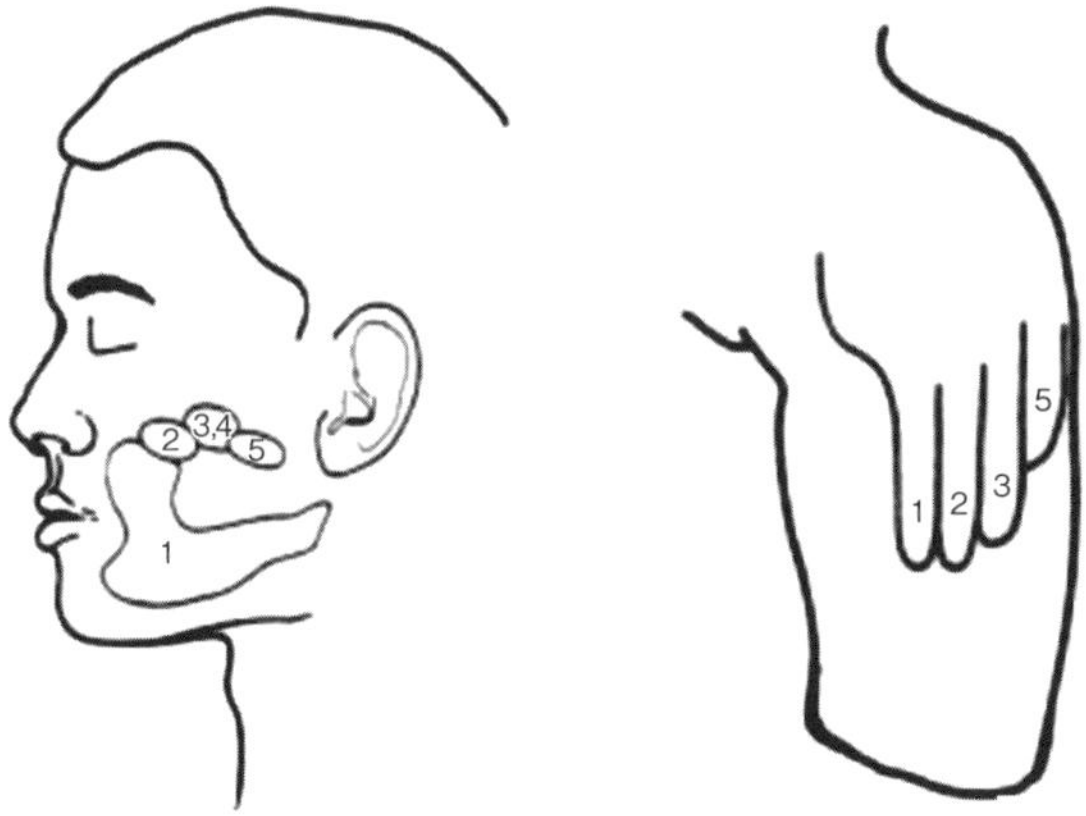

図34　左腕の切断術後に幻の手に異所感覚を生じた体表面の場所

（V.S. ラマチャンドラン著，山下篤子訳：脳のなかの幽霊，ふたたび．見えてきた心のしくみ．第5版．角川書店，2009～.）

られている。脳の活動部位を見る**脳磁図**を使うと、顔のその部分を触ることにより、脳の顔に相当する部分と、手の相当する部分の両方が、活性化していることを画像として見ることができ、この考えが正しいことが証明された。このことは、大人であっても脳には可塑性があることを示しており、障害後のリハビリテーションによる機能の回復の可能性を示している。[90]

（9）認知症 ―高齢者の5人に1人―

年をとるほど、認知症になりやすくなる。日本における65歳以上の認知症の人の数は約600万人（2020年現在）と推計され、2025年には約700万人（高齢者の約5人に1人）が認知症になると予測されていて、高齢社会の日本では、認知症に向けた取り組みが今後ますます重要である。[91] 認知症とは、物忘れのような記憶の障害を中心に、判断・計算・理解・学習・思考・言語などを含む脳の高次の機能の障害のことである。認知症の病態としては主に、記憶の障害のために獲得した知能が大脳の障害のために低下し、年齢・社会的背景に適した日常生活が遂行不能になった状態であり、しかも時間の経過とともに障害の程度が増強する。

したがって、認知症を理解するためには、高次脳機能について知る必要がある。

（a）高次脳機能とはどんな機能か

ヒトは外界から、目、耳、鼻、舌、皮膚などの感覚器を通してさまざまな情報を受け取り、それが何かを判断し、過去の経験に照らしてどう行動したらよいかを判断し、適切な行動をとることが必要であり、このような脳の働きを**高次脳機能**という（図35）。脳は全体として働いているわけではなく、脳の領域によって異なる働きをしている。たとえば、ものを見るときに働く脳の部分は、脳の後方にあるし、音を聞くときに働く脳の部分は、横の方にある。物事を判断し、意味のある行動をするには、これらの異なる部位の働きを総合的にまとめる必要があり、脳の表面にある**連合野**という部分がその役割を担って

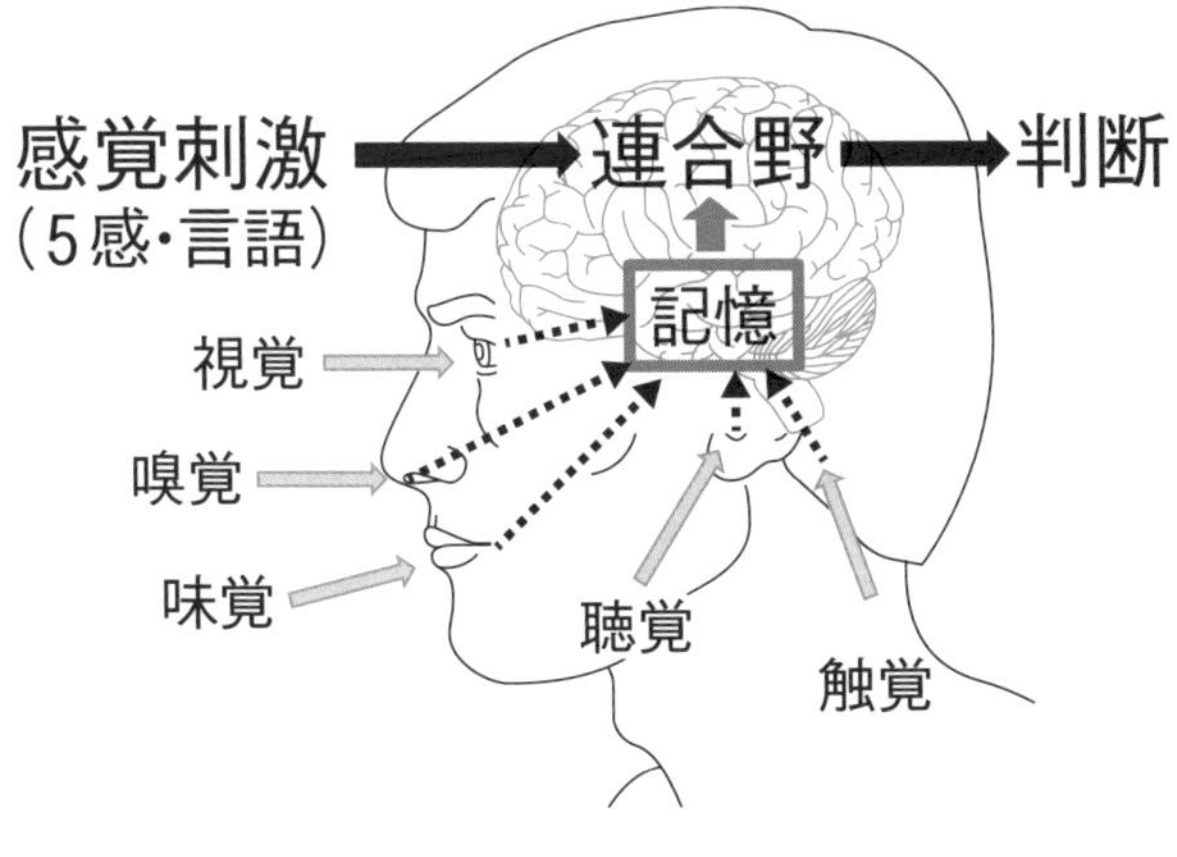

図35　高次脳機能の概念図

いる。さらにそれらの連合野をまとめて1つのまとまった判断や行動をする必要もあるが、それも高次脳機能である。

この統合する機能が侵されると、見たものを認識することができてもそれが何を意味するのかの判断ができなかったり、言葉を聞いたとき、音としては認識できるが、それが何を意味しているのかの判断ができない（**失認**）。たとえば、自分の娘が訪ねてきたとき、赤い服を着た人がそこにいることは認識できるが、それが自分の娘であることが分からない。ところが、「お母さん」と声をかけられるとそれが自分の娘だと分かるといったことが起こる（**相貌失認**）。また、そこにあるものがズボンであることは分かるが、どのようにしてはくのかが分からず、腕を突っ込んでしまったりする（**失行**）。

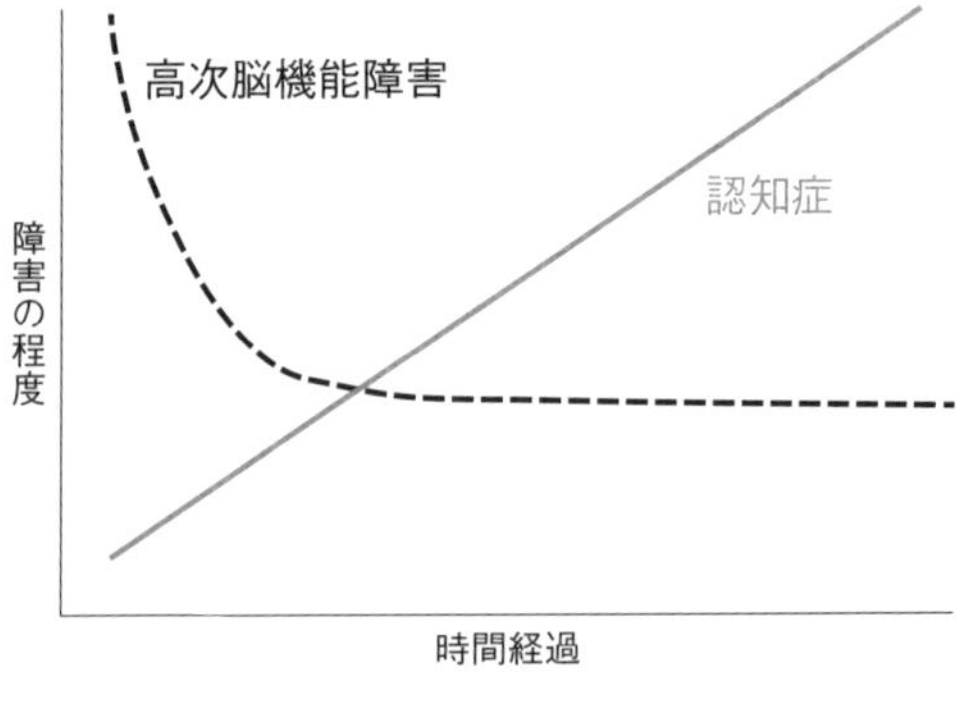

図36　高次脳機能障害と認知症の時間経過

高次脳機能障害は、この機能のそれぞれの障害、たとえば失語症、失認、失行などが存在するが、原因が除去されれば急速に改善し、その後病態が固定する。この点が認知症と異なっている（図36）。

（b）記憶 ―感情とも繋がっている―

それでは記憶とは何であろうか。記憶とは、過去に知覚されたあるいは考えた事柄を蓄え、思い出すことである。記憶には、主に3つのものがある。1つは**即時記憶**あるいは**作業記憶**といわれるもので、文章を読んで書き写すときのように、秒の単位の持続時間のものである。2つ目は**短期記憶**で数分～数時間保たれる。3つ目は**長期記憶**で老化が進んで失われるまで持続する。脳内に入った情報は、**海馬**において処理されて大脳皮質に送られ、必要な場合には短期記憶としてしばらくため置かれる。この情報が他の記憶情報と関連づけられ、長期記憶として長期間保持される。これらの処理の間、情報は**扁桃体**にも送られ、感情に関わる回路を通して前頭葉や腹側線条体といった脳の領域に関係づけられる。記憶は、様々な影響を受けるが、それは、うれしい情報や気持ちの良い情報、逆に辛い情報や恐ろしい情報など、感情を動かすような状況のエピソードは、いつまでも心に残るという経験からも理解することができる。

また、複数の情報入力により記憶は強化されるが、英単語を覚えるとき、スペルを見、発音して耳で聞き、手を動かして紙に書くなどをするとよく覚えることができるという経験からも理解できることである。覚えていないということは、情報が脳から失われてしまったことによるばかりでなく、単に貯蔵庫から取り出せなくなっている状態であることも多い。どうしても思い出せなかったことが、何かのきっかけで頭に浮かんでくるという経験はよくあることである。おいしいものを食べたときの思い出は、また同じ味の食べ物を食べたとたんに頭に浮かぶといったことはよくあることであろう。

・3歳以前のことも記憶されるのか

ところで、ヒトは何歳くらいまで遡った出来事を思い出すことができるのであろうか。ときに、母親のおなかの中にいたことを覚えているとか、生まれてくるときの苦しさを覚えているとか主張する人がいるが、それは本当なのであろうか。これは、記憶、特に長期記憶は固定されたものではなく、さまざまな要因により影響を受けてゆがめられるものであるという事実と関係している。[86] 実際にはなかったことをあたかも経験したかのように「思い浮かべる」ことがある（**過誤記憶**）。過誤記憶アーカイブにある過誤記憶の例として、美術史を学んでいる学生が、ミケランジェロの作品のレプリカを博物館で目にして、記憶にある子どもの頃にフィレンツェで感動を持って見たときの印象を与えるような作品ではなかったことにがっかりして、父親にそのことを話したところ、子どもの頃フィレンツェに行ったことはなく、実際のミケランジェロの作品の実物を見たことはないことが分かったという例が挙げられている。長期記憶形成と維持ができるようになる脳内機構ができ始めるのは3歳頃からであり、それまでの記憶は残らないといわれる（**幼児期健忘**）。しかし、生まれたときの記憶があるというような人がときにいることがあるが、嘘をついているというわけではなく、前述のようにさまざまな要因で変容された結果生じた過程の1つである。このような記憶についての不思議な現象があることを押さえておくことは大切なことであって、刑事事件などで自白や目撃証言だけに頼った判断による**冤罪**を生み出しかねない。また、この脳内機構の変容は、体罰を虐待とする根拠となっているし、いわゆる**虐待**の連鎖の脳内機構でもある。虐待によって脳には不可逆的な変化がもたらされることが分かっている[92]。

（c）認知症の症状は、2つに分けられる

認知症の症状には、その中核となるものと、行動・心理症状とがある（図37）。

（d）認知症には、治療可能なものがある

認知症には、アルツハイマー型認知症（約60％）、血管性認知症（約20％）、レビー小体型認知症（約10％）、前頭側頭葉変性症（まれ）などの異なるタイプがあるが、特に治療可能な認知症は、治療で改善するので重要である。認知症は脳の機能異常であるので、頭蓋内病変、たとえば**正常圧水頭症**、**慢性硬膜下血腫**や**脳腫瘍**、エイズや梅毒による**進行性麻痺**、**脳血管障害**などや、全身の内科的疾患

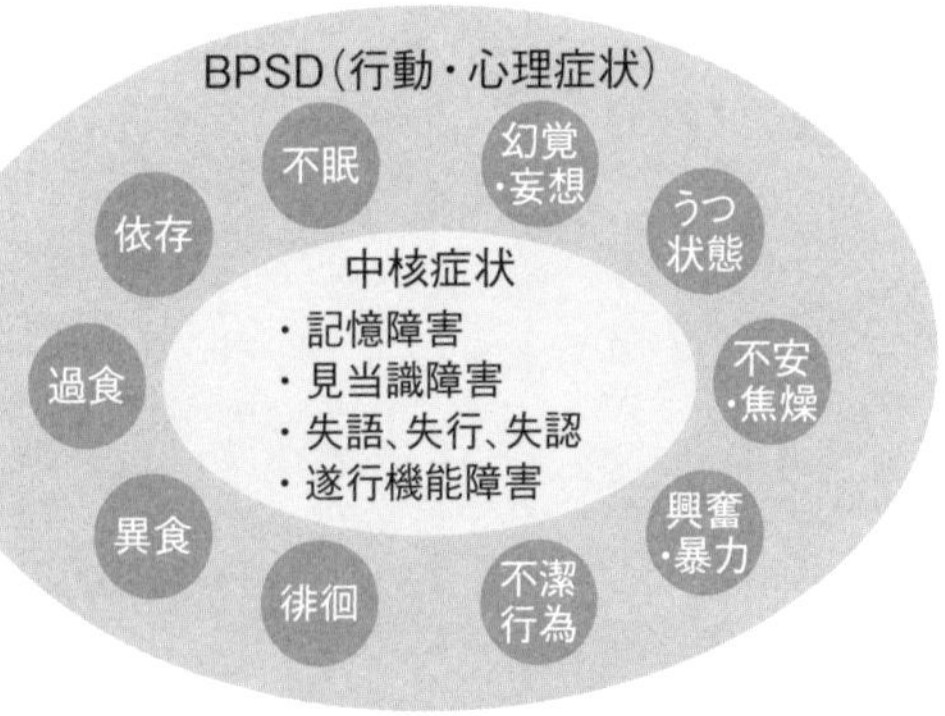

図37　認知症の症状

認知症の症状は、中核症状と、それに関連して二次的に生じる行動や心理に関する症状（BPSD）からなっている。

のこともある。**内科疾患**としては、**甲状腺機能低下症**、肝不全、**うつ病**などの精神疾患、**薬物中毒**、自己免疫疾患（ＳＬＥなど）、**低血糖発作**、**ウエルニッケ脳症**などがある。甲状腺機能低下症では甲状腺ホルモンの服用で、糖尿病で治療によって血糖値が下がり過ぎの場合にはブドウ糖の投与で改善する。また、ウエルニッケ脳症の場合には、ビタミンB_1を投与すれば改善するし、酒の長期にわたる多飲の場合には、ビタミンB_1の投与とともにアルコール依存症の治療によって改善する。したがって、認知症と言われても、「年だからしょうがない」と言ってあきらめず、原因が分かる場合には、適切な治療を受けることが大切である。

(10) 依存症と快感は、記憶と深い関係にある

記憶は、快感、依存症と密接な関係を持っている。密接な関係とは、脳内の神経細胞間の繋がりである。

(a) 脳内報酬系は、快感を作り出す

脳内には**快感**に関係する報酬系として、**快感回路**（**報酬回路**）があり、依存症の本質的な部分は、この回路に関係している（図38）。ネズミを使った実験でこの回路を刺激すると、ネズミはその刺激を果てしなく、どんな妨害にもめげずに求め続ける。[93]

同様のことが、依存症を起こすことが知られている薬剤によっても引き起こされる。ただ違う点は、快感中枢を直接刺激するか、薬剤が受容体との結合を経てニューロン経由で刺激するかという点である。

(b) ハエもアル中になる

このネズミの例は、快感中枢を電気的に刺激するという非生理的なものであるが、ショウジョウバエを使った実験では、生理的な条件で依存症を示唆するハエの行動が認められている。すなわち、ハエにアルコールを含むエサを与えた後に、今度はエサにハエが嫌う物質を加えても、エタノールを含むエサを好んで摂るようになる。時間とともにより強くアルコールを好むようになり、また一定期間の禁酒期間を置いて再度与えると、以前と同じ程度の好みを示すようになるなど、依存症の定義に当てはまる行

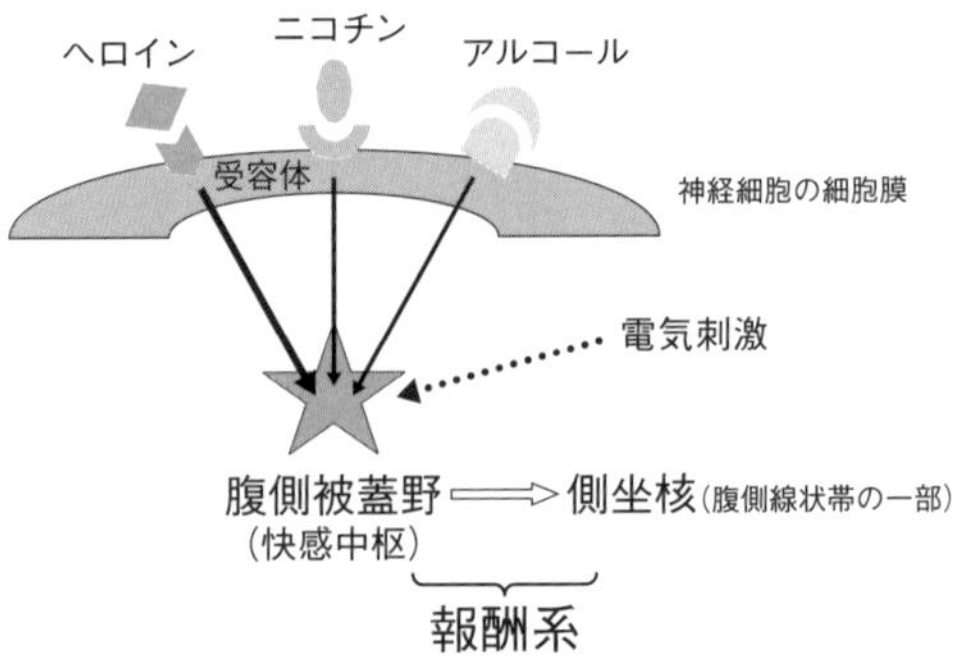

図38　依存性物質と脳内報酬系

動をとるということが示されている。[94] これらの事実は、依存症は意志の問題ではなく、脳内の神経機構の問題であることを示している。この脳内機構について、「**失楽園仮説**」が唱えられている。[95]

メモ

失楽園仮説

依存症をもたらす薬物や行動に曝された人は、それ以外のおいしいものや周囲から喜ばれる行動に対して興味を示さなくなる（**図39**）、すなわちリンゴを食べたばっかりに楽園から追放されたアダムとイヴになぞらえられるような状況に置かれる。

これは、喫煙とそれによるニコチン依存症の研究を元に提案された仮説である。しかし、依存症をもたらす多くの薬物と異なり、アルコールとともにたばこは合法的な依存症をもたらす薬物であるため、依存症の研究には都合が良い⁉

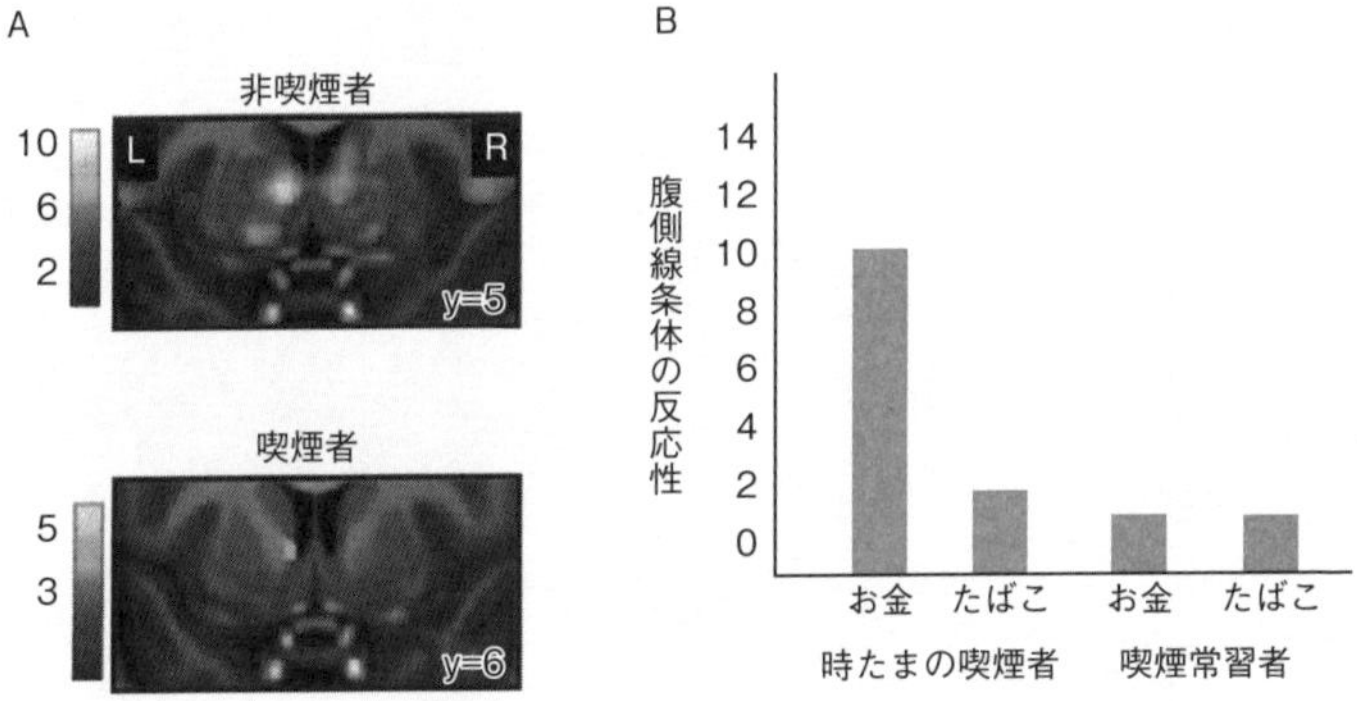

図39　依存症患者の報酬回路の変化

A：チョコレートキャンディに対する反応。喫煙者ではほとんど喜びの反応がない。白く光っているほど反応性が強い[96]。
B：お金を得たときとたばこを得たときの満足度の比較。喫煙常習者では、お金を得たときもたばこを得たときも満足度が変わらない[97]。

15．水と電解質は、浮腫や高血圧の原因として重要

人の身体の重さでいうと、半分以上は水で、乳幼児では、成人よりも水分の占める割合が大きい（図40A）。その水分は3つの部分、すなわち細胞内、血管内の内の血漿部分および細胞や組織の間（間質）に分布している（図40B）。血漿部分と間質にある水分は**細胞外液**という。それぞれの部分は膜で境されている。水分およびその中に存在する電解質、タンパク質で、**膜透過性**は異なっている（図40B）。

正常状態での膜の通過性を見ると、水はほぼ自由であるが、電解質は毛細血管膜の通過はほぼ自由であるものの、細胞膜の通過にはそれほどの自由はなく、タンパク質は基本的には膜を通過しない。ただ

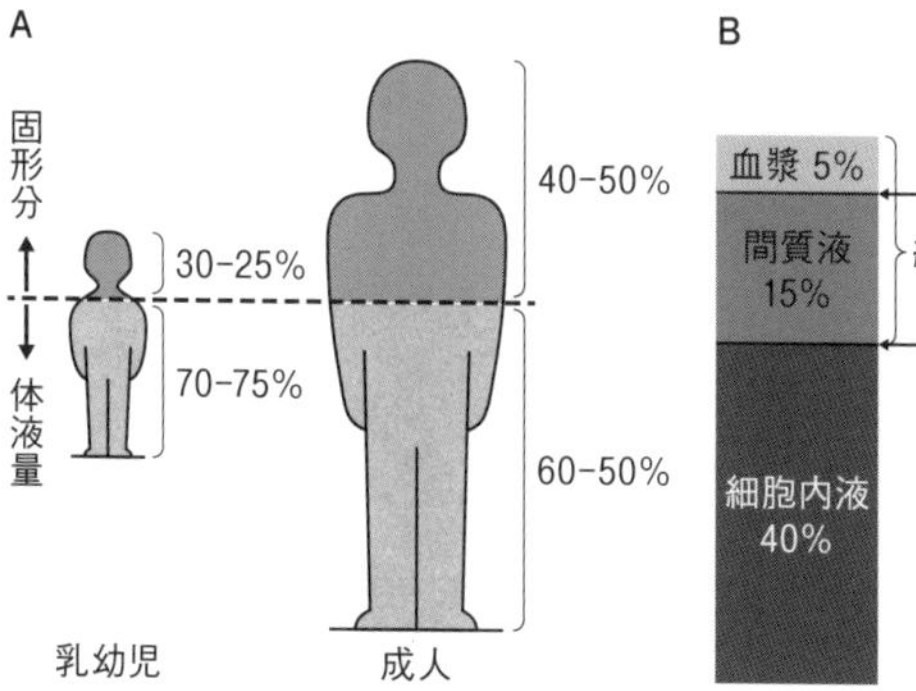

膜の物質通過性

	水	電解質	タンパク質
毛細血管膜		○	×
細胞膜	○	△	

図40　身体の組成

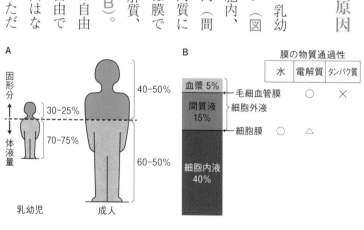

し、自由に通過するといっても、それぞれの部分での組成を一定に保つ範囲内において自由というわけである。また電解質、特にナトリウムは、水と一緒に動くという性質を持っている。病的状態では、これらの物質の膜の通りにくさに変化が生じる。ということは、それぞれの部分の組成が変化してしまうということでもある。たとえば、腎臓の病気で血漿中のタンパク質がタンパク尿として排泄されてしまい、血漿中のタンパク質濃度が減少してしまうと、血漿中の水は血管内から間質へ移動して、血漿中のタンパク濃度を一定に保とうとする。その結果、間質の水分量が増加して「**浮腫**」が生じる。また。塩分の取り過ぎにより、血漿中の電解質濃度が高くなると、間質から水が血漿中へ、すなわち血管内へ移動することになり、**高血圧**になる。

メモ

水と電解質の恒常性維持は、腎臓の大切な機能の1つである

身体の水分と電解質の組成を一定に保つ仕事の多くは腎臓が担っている。このようにして、腎臓は塩水である海の中で生まれた生命を陸上で生きていけるよう

にしている。そのため、血液は塩からい。

腎臓はまた、身体の中の**酸性度**（**水素イオンの濃度**）も一定に保つ働きをしている。生命は、酸素を取り込み、グルコースを燃やしてエネルギーを作っているが、その結果**炭酸ガス**と**水**が作られる。この炭酸ガスは水に溶け、酵素の働きで炭酸になるが、これは水素イオンと重炭酸イオンに分解する。重炭酸イオンにナトリウムイオンが結合すると重曹（重炭酸ナトリウム＝炭酸水素ナトリウム。ちなみに、ナトリウム化合物のことをソーダという）が作られる。何らかの理由、たとえば**下痢**などで重炭酸イオンが失われると、水素イオンが過剰になり、血液は酸性になって（**酸血症**）、**アシドーシス**といわれる状態になる。また、ひどい**嘔吐**で胃酸がどんどん排泄されてしまったり、心理的な要因で過呼吸になって肺からの炭酸ガスがどんどん出ていってしまったりすると、血液から酸が失われ、**アルカローシス**といわれる状態になる。このようにさまざまな要因で、血液は容易に酸性になったりアルカリ性になったりするが、肺での炭酸ガスの排泄、腎臓での水素イオンや重炭酸イオンの排泄や再吸収などによって、血液の酸性度は一定になるように調節されている。

16. がんは、死亡原因の第1位だが、高齢化と関係している

主要死因別死亡率は、1980年頃に脳血管疾患を抜いて、悪性新生物が1位となり、以降は断トツの1位を維持している。これは人口の高齢化によるもので、その影響を除いた年齢調整率で見ると、がんの死亡率は1960年代に微増するものの、その後1990年代前半まで微減し、1990年代後半から減少している。一方がんの罹患は2010年前後まで増加し、その後横ばいとなっている。[98] **悪性新生物**は、新生物の中で悪性のもので、「がん」とほぼ同義で、**悪性腫瘍**ともいわれる。悪性腫瘍は、どのような組織の細胞が元になっているかによって、「がん腫」と「肉腫」とに分けられる。がん腫は胃がん、肺がん、腎臓がん、皮膚がんなど、いわゆる上皮細胞から発生したがんで、肉腫は筋肉、血管などの非上皮性のがんのことを言う。

（1）どのようにして「がん」はできるのか

「腫瘍」とは、正常な増殖の制御から外れた増殖により形成された、過剰な細胞集団のことで、その中の悪性のものを「**がん**」という。増殖が正常な場合、たとえば細胞を平たい皿状の容器（シャーレ）の中で培養すると、細胞は倍々に増えていくが、接する容器の面一杯になると増える余地がなくなるため増えるのは終わり（**接触抑制**）、決して盛り上がって増え続けるということはない。これは隣の細胞と接触するとそれを感知する仕組みがあるからである。細胞でできた面の上に盛り上がって増え続けるのが**腫瘍**である。良性の場合は、増殖の結果できた過剰な細胞集団は、増殖始めた細胞がある部分にひとかたまりになって存在し、周囲との境界が明瞭である。悪性の場合には、周囲との境界が不明瞭で（**浸潤性増殖**）、しかも増え始めた場所と繋がりのない離れた場所に、別の細胞集団を作ったりする（**転移**）。

（2）組織や器官の形成のされ方（発生学）

動物にしろ植物にしろ、生物の始まりはたった1つの細胞（**多能性幹細胞**である**受精卵**）が倍々に増え、最終的には、ヒトの場合でいえば、60兆個あまりの細胞ができる。増える過程で分化が起こり、さまざまな組織を作る元の細胞（**単分化能幹細胞**あるいは**前駆細胞**）が、組織の種類によって特徴的な増殖をして、組織や器官を作る。受精卵が増えて、いくつになったらどの細胞がどのような単分化能幹細胞になって、いくつになったら増えるのを止めるのかなどは、遺伝子、すなわちＤＮＡに設計図として決められている。増えた細胞は、お互いに接触する隣の細胞との間で、また異なる組織の細胞との間で情報を交換し合いながら、設計図を展開していく。この細胞間、組織間での情報の交換が重要である。したがって、**人工多能性幹細胞**（**ｉＰＳ細胞**）も、特定の組織や器官を形成する細胞群は作れるが、現時点では組織や器官を作ることはできていない。たとえば、収縮弛緩を繰り返す心筋細胞は作れるが、少なくとも現時点では心臓は作れていない。

（３）細胞の複製 ―複製の失敗は、「がん」の始まりだが、「進化」のためには必要―

細胞は増えるとき、それが持つ遺伝情報をそっくり複製する必要がある。ところが、複製が必ずしも間違いなく正確に行われるとは限らない。ということは、複製が繰り返される回数が多いほど、間違いが起こる可能性も高いということである。この間違いは、個々の生物にとってはないに越したことはないが、生物全体でみると「進化」は起こらないことになってしまう。進化の場合は、この間違いが不適切であればその生物は生き残れずに滅びてしまうが、都合が悪くない、あるいは生きていくうえでむしろ都合が良いものは、ますます繁栄していく（**自然淘汰**）。このようにして進化が起こり、現在見るような**生物多様性**が生じたと考えられている。

（4）複製の間違いの処理の失敗が「がん」の始まり

ところが、個々の生物がうまく生きていくときには、そのようなわけにはいかない。その間違いをなんとかしなければ細胞は死滅してしまう。そこで、生物は都合の悪い間違いを修正したり除去したりする仕組みを持っている。まずは**修復遺伝子**が働く。ここでうまく修復されればその細胞は生き残り、修復されないものは除去される、すなわち死滅する（**アポトーシス**）。修復もされず、また除去もされない場合に、生き残った細胞が増殖を始める。これが「**がん**」である。

（5）がんに関する遺伝子は、「がん家系」や「若年性のがん」に関係している

がんに関係する遺伝子には、「**がん遺伝子**」、「**修復遺伝子**」、「**アポトーシス誘導遺伝子**」がある。これらの遺伝子に異常が生じると、異常な細胞が増殖して「がん」を形成する。がん遺伝子はもともと、生物の成長や機能発揮に必須の役割を持っている

遺伝子である。正常状態では、細胞が生きていくうえで必須であるが、この遺伝子に異常が発生して、働くべきではない場合に働いてしまうと、細胞は成長を止められず、果てしなく増殖してしまい、がんを形成することになる。修復遺伝子やアポトーシス誘導遺伝子は、**「がん抑制遺伝子」**とも呼ばれる。

遺伝子は染色体の上に乗っているが、染色体は同じものが2つあるので、遺伝子も同じものが2つあることになる。1つの遺伝子の異常でも異常になる疾患もある（**優（顕）性遺伝**）が、多くは2つそろって異常になると異常が現れる（**劣（潜）性遺伝**）。がん抑制遺伝子の場合も、1つが異常になってもその機能は保たれる。

前述のように、異常が発生するとそれを修復したり、異常が発生した細胞は死滅させられたりするため、異常がそのまま残ることは比較的稀なことである。同じ稀なことが2つ発生する、しかも同じところに発生するというのは極めて稀なことである。したがって、発生した異常がそのまま増殖につながって、がんが発生するのは稀なことと考えられる。

ところが、**卵子**や**精子**などの**胚細胞**にこの異常が発生すると、この胚細胞から生まれたヒトでは、全身の細胞がすべてこの異常を持っていることになる。このような人では身体のどこかの細胞にもう1つの異常が発生する可能性が高い。そうすると、そのような細胞では、2つのがん抑制遺伝子がともに異常になるため、非常にがんが発生しやすくなる。胚細胞に生じた異常は、遺伝することにより、次世代に受け継がれる。そのため、この異常を持った個人にがんが発生しやすくなるだけでなく、家系内の他の人にもがんが発生しやすくなり、また稀なことが積み重なるために必要な時間も短くなるため、若年でがんの発生を見ることになる。2つの異常が重なるということを述べたが、これを「**発がんの2ヒット説**」と言う。

メモ

遺伝の「優性」と「劣性」

遺伝形式に、優性遺伝と劣性遺伝とあり、「優」と「劣」という語が使われている。しかし、これらの語は「優れた」とか「劣っている」とかいう意味ではないことに注意が必要である。むしろ「優勢」とか「劣勢」とかいう意味に近い使われ方である。このようにこれらの語は紛らわしいので、遺伝学関係の学会では、それぞれを「顕性」とか「潜性」という用語で置き換えることを提案し、中学生用の教科書でも新用語が採用されることになった。[99]

メモ　発がんの2ヒット説

がんの発生には、少なくとも2つの遺伝子の両方が異常になることが必要であるという「2ヒット説」は、小児がんの1つで、目の網膜に発生する網膜芽腫の発生状況の疫学研究により生まれた。網膜芽腫は、乳幼児に発生する網膜のがんであるが、網膜芽腫が治って親になった人から生まれた子どもには、両方の目にこのがんは発生することが多く、普通の親から生まれた子どもに発生する網膜芽腫よりも、年齢が若いときに発生する。2つの遺伝子の両方に異常が発生する確率は極めて低いが、すでに1つの遺伝子に異常がある場合には、1つの異常が発生するだけなのでその確率は高くなり、年齢が小さいうちに、しかも両眼に発生する可能性が高くなるということで説明できる。クヌードソンは、このような現象が発生する様子が、稀な事象が2つ起こるということを仮定したときに得られる様子に一致しているということを見いだし、がんの発生には2つの異常が必要であるという結論を導いた。[100] 両側性の臓器にできるがんの場合には、同様の現象が見られる。網膜芽腫以外の例として、腎臓にできる小児がんである**腎芽腫**（**ウイルムス腫瘍**、Wilms 腫瘍）がある。

（6）がんを発生しやすい体質は、遺伝する

がんは遺伝するのかという疑問に対する答えとしては、「遺伝しない」と言っても良いが、前述の通り一部に遺伝するものがあるということとともに、がんを発生しやすい体質は遺伝するとも言うことができる。そのような体質では、がん抑制遺伝子の異常が胚細胞（卵子や精子）で生じている。これらの代表的なものとして**リー・フラウメニ症候群**というものがある。これは、遺伝子異常が生じた細胞を死滅させるために必要な遺伝子で、がん抑制遺伝子の1つである *p53* 遺伝子に変異を有する体質で

ある。家族に多数のがん患者がいるとともに、1人に多数のがんが発生するという特徴がある（図41）。

その他の例としては、乳がん（*BCRA1*および*BCRA2*遺伝子）、遺伝性非ポリポーシス大腸がん（HNPCC＝リンチ症候群）や家族性大腸腺腫症（家族性大腸ポリポーシス＝FAP：ガードナー症候群やTurcot症候群）における大腸がん（*APC*遺伝子など）などがある。*BCRA1*あるいは*BCRA2*遺伝子に異常があるということで、有名女優が乳がんの発生前に乳房切断術を決断したことが話題になったことも記憶に新しい。また、*APC*遺伝子に異常があることが分かった場合には、大腸がんが発生する前の大腸切除術

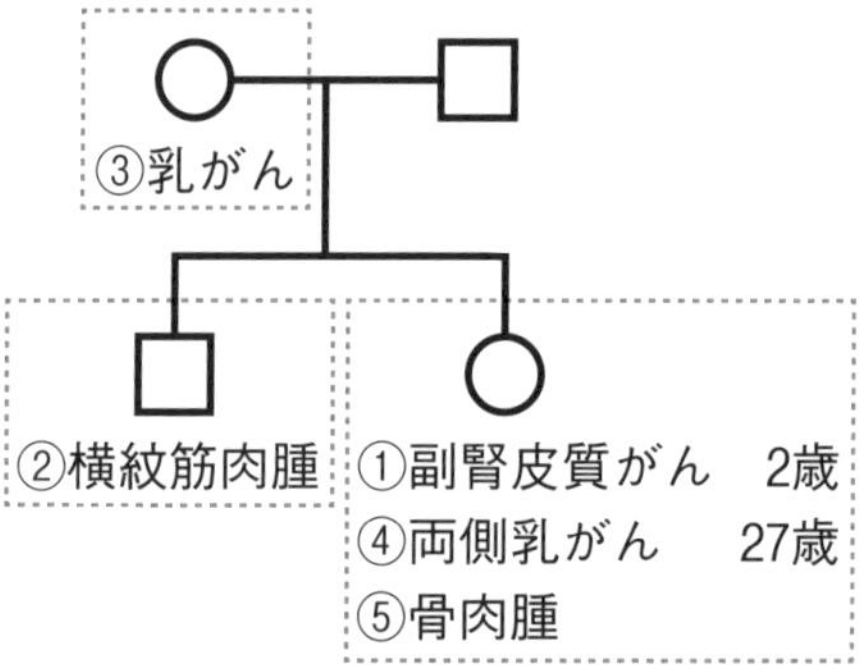

図41　リー・フラウメニ症候群の家系の例

この夫婦の長女は、2歳の時に副腎皮質がんを発生し、次いで長男には、横紋筋肉腫が発生した。その後、夫婦の妻に乳がんが発生し、長女は27歳になったときに、両側に乳がんが発生、さらにその後骨肉腫も発生した。

が推奨されている。このように、発生する基盤となる臓器・組織がなくなれば、そこからがんが発生しないことは当然のことで、これもがん予防の1つであることは間違いない。ところが、多くの遺伝性腫瘍を発生させる遺伝子は、その特定の組織・臓器のがんを発生させるだけではなく、他の多くの組織・臓器にもがんを発生させたり、非がん性の異常を発生させる。たとえば、*Rb* **遺伝子**は、**網膜芽腫**を発生させるが、それだけではなく**骨肉腫**を発生することが分かっているし、*APC* 遺伝子の場合、大腸がんの発生ばかりでなく、軟部腫瘍、骨腫、歯牙異常、デスモイド腫瘍など（ガードナー症候群）を発生させたり、脳腫瘍を発生させたりする（Turcot 症候群）。*BRCA1/2*遺伝子の場合、乳がんばかりでなく、卵巣がんの発生の可能性を、男性では乳がんに加え、前立腺がんの発生の可能性を高める。またこの遺伝子異常は、子どものときに発症する再生不良性貧血の一種であるファンコニー貧血の発生にも関係し、その場合、白血病や扁平上皮がんの発生の可能性を高める。

（7）がんの発生要因 —特に小児がんについて—

がんの発生要因の70％は環境因子であるといわれ、実際年齢が高くなるにしたがい、がんの罹患率は増加している（図42）。環境因子に曝されている時間の短い小児の罹患率は大変低く、全人口では2人に1人ががんに罹患するのに対して、15歳未満の子どものがんの発生は年間2500人程度で、罹患率は約1万人に1人程度に過ぎない。

しかし確かに、がんは子どもにも発生する。ところが、子どものがんは、日常見聞きする大人のがんとはいささか様子が異なっている。ここでは、小児のがんの詳細について述べる余裕はないが大きな特徴と治療成績についてのみ、述べることとする。

(a) 小児のがんは、「非上皮性」が多い

よく「小児がん」という言葉が使われ

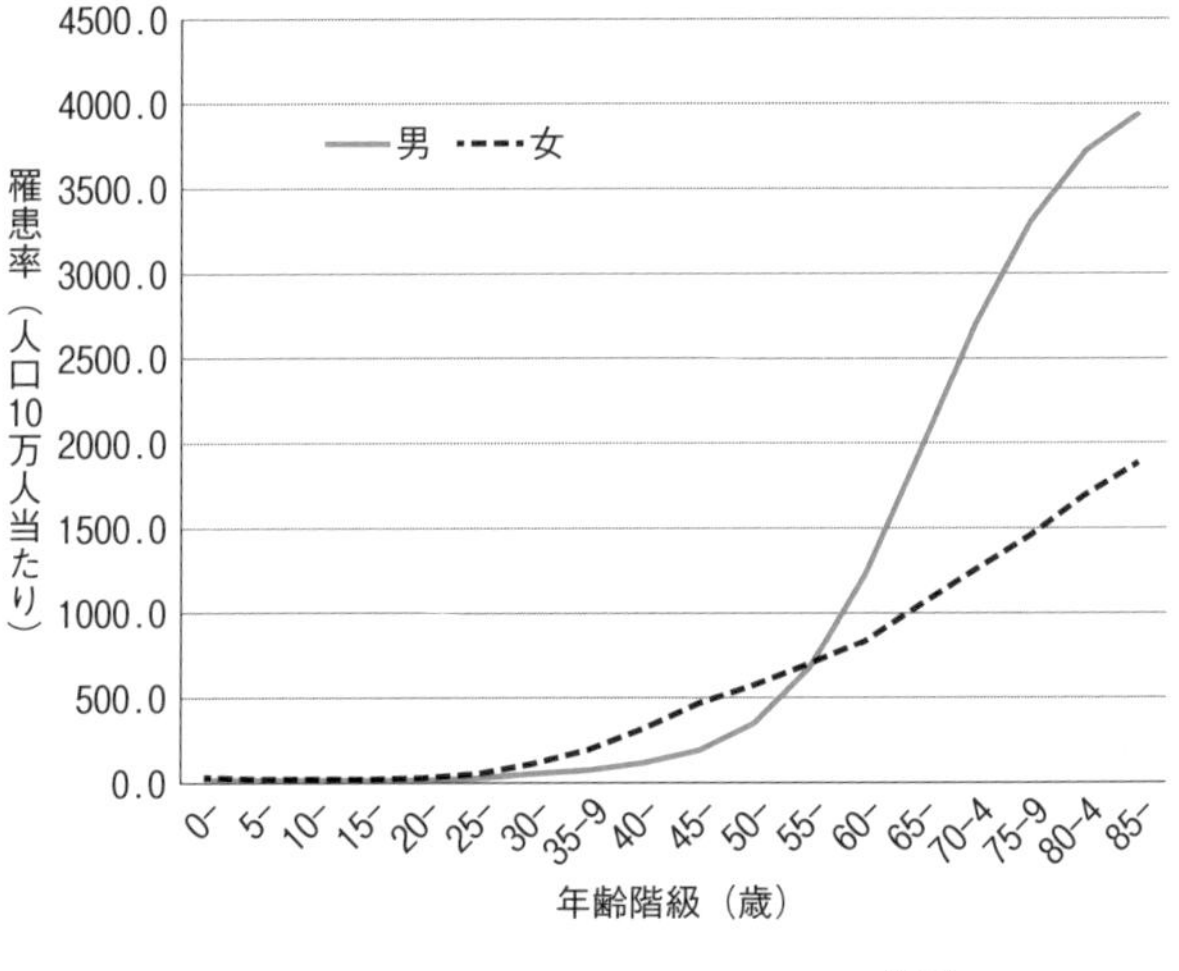

図42　年齢階級別がん罹患率[101]

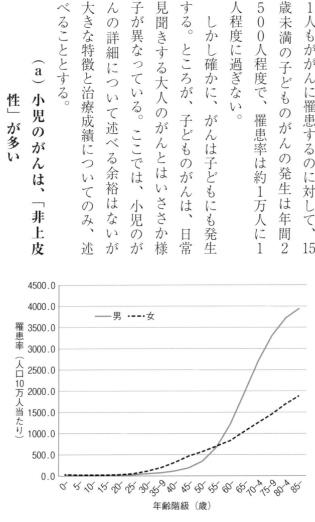

るが、「小児がん」という「がん」があるわけではない。これは、「成人がん」という「がん」がないのと同様である。成人の場合、ひとまとめに成人がんとは言わないで、「胃がん」、「肺がん」、「乳がん」、「子宮がん」などと臓器の後に「がん」という言葉を加えて個別の呼び方をする。その理由の1つは、小児のがんの場合は、その数が全部のがんを合わせても成人の多めのがんの数にも満たないということである。もう1つの理由は、子どものがんの種類は、成人の「上皮」から発生するがんとは異なり、「非上皮」性のがんが多く、普通にがんというときのイメージと異なることであろう。さすがに最近は、『子どもにもがんがあるのですか?』などと言う質問は聞かなくなっているが、以前はよく聞いたものである。

小児のがんの中で最も多いものは**白血病**で、全体の約3分の1を占め、次いで**脳腫瘍**が約2割、**悪性リンパ腫**と**神経芽腫**が約1割を占めている(図43)。

(b) 小児のがんの治療成績は、大変良好

小児のがんの治療成績は著しく向上している。少し古いデータになるが、1978~1989年の累積生存率は約60%程度であったものが、1994~1998年では約80%にまで改善している(図44A)。これらの中で白血病の治療成績が最も良く、

特に急性リンパ性白血病の9割以上が長期に生存している（図44B）。

治療成績の改善には、治療法の工夫が大きく寄与しているが、近年長期生存者が増えるにしたがい、いわゆる**晩期障害**が問題になっている。**抗白血病薬**（**抗がん薬**）は、**発がん剤**でもあるし、生存率の向上に大きく寄与した放射線照射の**放射線**も、生体にさまざまな影響を及ぼすことが関係している。[102] 晩期障害の中でも、再び見る新たな（要するに再発ではない）がん（**二次がん**）の発生が、最も重篤な障害の1つである。小児のがんの患者は、治療が成功して長期に生存することができるようになると、その後の人

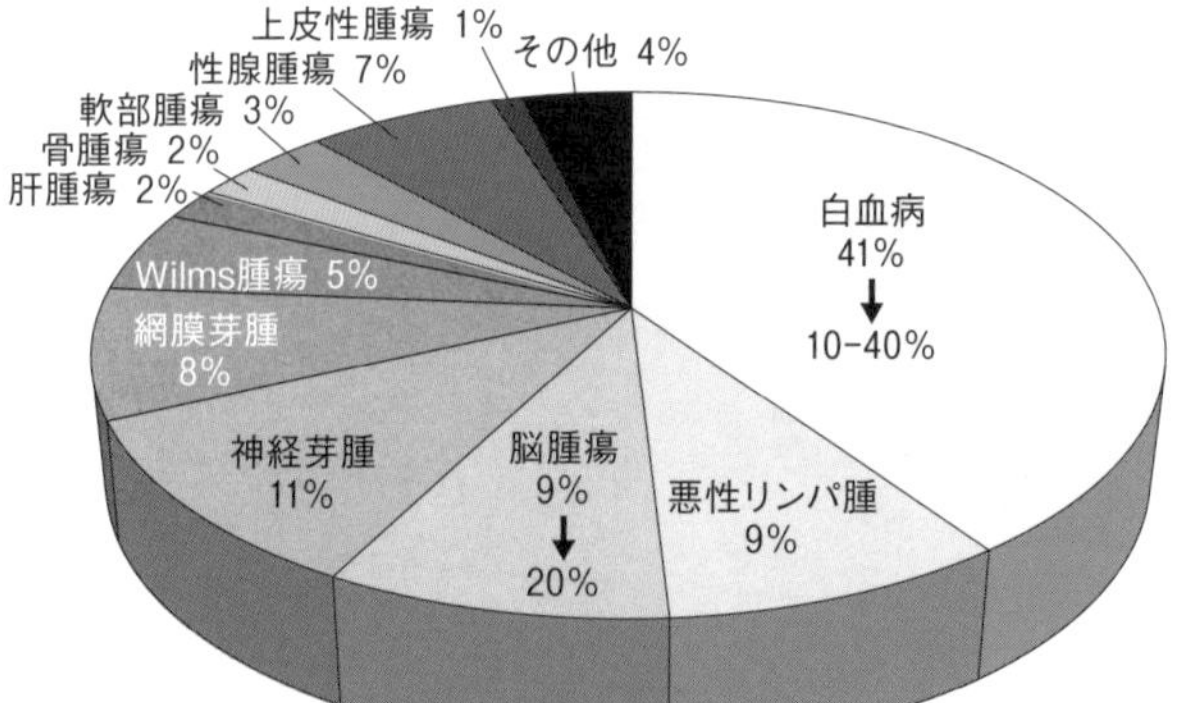

図43　小児がんの種類

小児がん全国登録のデータから作成。矢印の下の数字は、諸外国のデータ。小児がん登録は施設依存の登録のため、整形外科、脳神経外科などからの登録が少ないため、諸外国のデータに比し脳腫瘍、骨腫瘍、軟部腫瘍などが少ない。

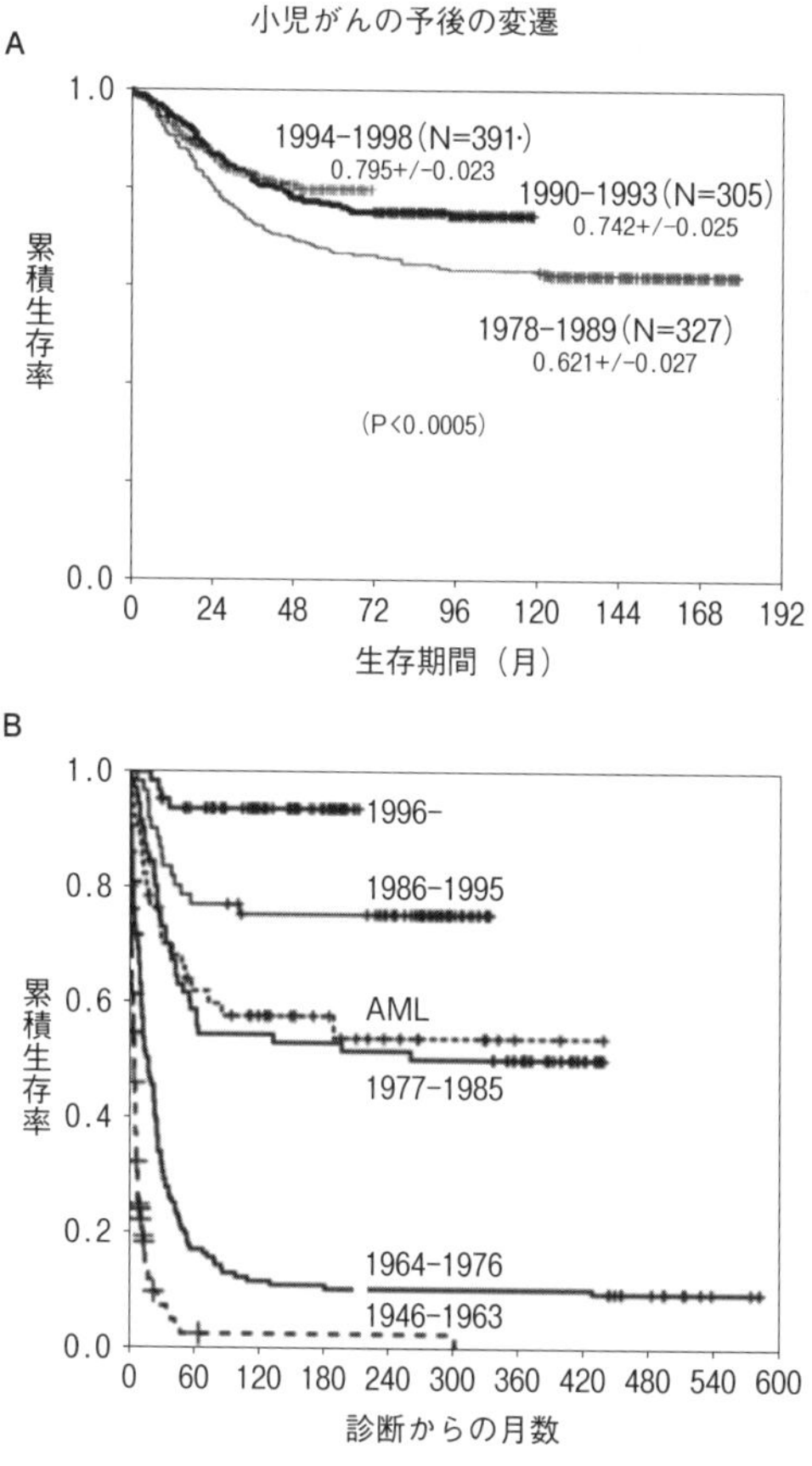

図44　小児がんおよび白血病の治療成績の変遷

A：小児がんの予後の変遷
小児がん全国登録 関東甲信越地区の予後調査から作成。
B：白血病の予後（の変遷）
東京大学医学部附属病院小児科および杏林大学医学部付属病院小児科の症例。

生が長い。がんの発生は年齢とともに増加するということは、この点にも関係しており、小児のがんに罹患したことがない人と同様に、がんが発生する。そのとき、明らかにがんの発生に関係する因子に曝されていることから、その発生頻度は高まっても不思議ではない。

17. 中毒性疾患と公害を考える

自然界は**毒物**に満ちている。伝統医学における生薬に限らず、西洋医学においても多くの薬物が植物由来であることから分かる通り、自然界は**薬物**に満ちているとも言える。医薬の世界はまさに、「**変毒為薬**《へんどくいやく》（毒を変じて薬となす）」である。その中のあるものは有毒で、生物の生理機能を傷害し、その結果死をもたらすものも多い。「毒」などというものに対する認識もない草食動物は、その辺に生えている草木を食べて生存しているのが不思議なくらいである。多くの毒性植物は、その味が苦かったり、消化管粘膜やそこに分布する神経を刺激して嘔吐を引き起こすことで、動物はその毒性から逃れているものと思われる。抗がん剤の多くは激しい悪心嘔吐を引き起こすが、それらの薬剤は、その毒性によってがん細胞を殺すことで、その効果を発揮することを思えば当然の副作用である。

ヒトは他の動物と違い、毒性物質を見分ける力が強くない。そして、またそれにもかかわらず毒性物質を、他の生きものを殺すために、また生活を「豊か」にするために積極的に利用することさえしている。その結果自らの健康を害したり、不幸をもたらしている。

（1）公害は、慢性の中毒性疾患

中毒性疾患を引き起こす毒性には、**急性毒性**と**慢性毒性**がある。急性毒性は、**閾値**を超える量の毒性物質の曝露により、曝露直後に生じるもので分かりやすい。それに対して慢性毒性は、閾値以下であるが体内に**蓄積**して閾値を超える、長期にわたって作用するなどのことによって生じるもので、直感的には毒性物質と疾患との関係が分かりにくいものである。公害の多くは、後者の毒性による中毒性疾患である。我が国の4大公害と称されるものが代表的なものである（表22）。

表22　4大公害病

1．水俣病	メチル水銀
2．第二水俣病	メチル水銀
3．イタイイタイ病	カドミウム
4．四日市喘息	亜硫酸ガス、PM2.5など

（2）慢性毒性では、生物濃縮からの健康被害も起こる

慢性毒性に関連して注意すべきは、環境中では毒性物質が次第に希釈されるとは限らず、むしろ濃縮されることがあるということである。これは、**食物連鎖**を通して**生物濃縮**が起こるからである（図45）。生物濃縮では、食物連鎖の上位に位置する「高次消費者」ほど、高濃度（自然状態の数

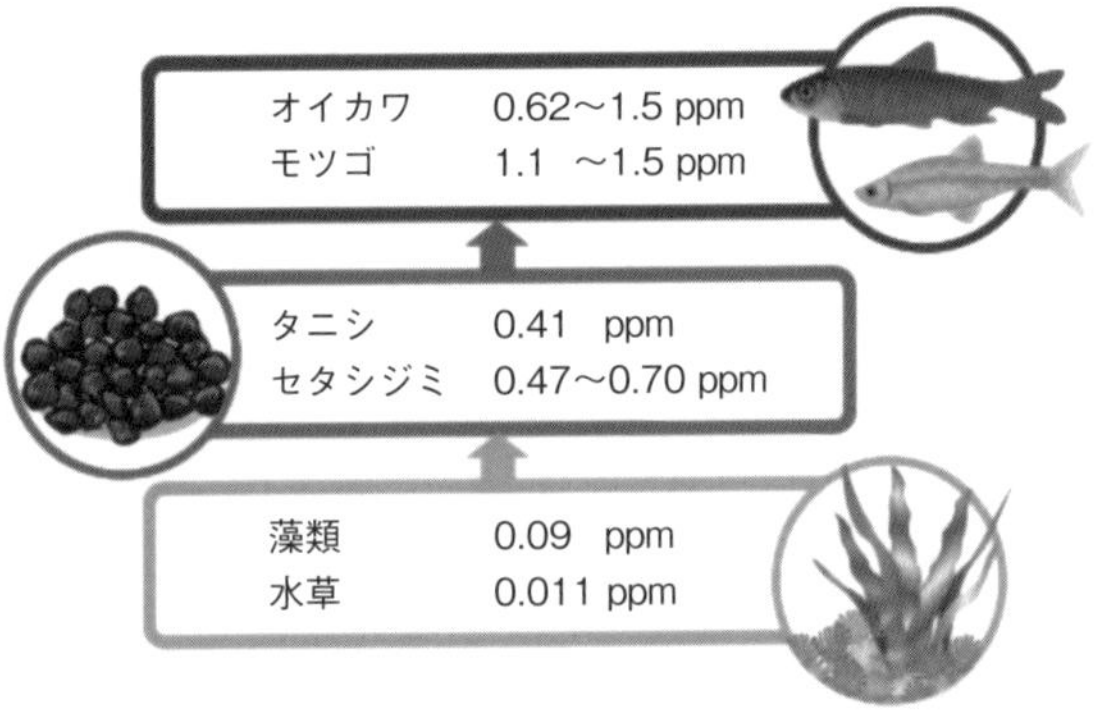

（備考）環境庁調べ
琵琶湖における PCB の生物濃縮の事例
出典：昭和49年版 環境白書「PCB の生物濃縮傾向」

図45　生物濃縮の例

通常、生物体内に取り込まれた物質の多くは、代謝などによって再び体外に排出される。しかし、水に溶けにくい、脂質と結びつきやすいなどの性質を持つ一部の物質は、生物体内に蓄積しやすく、生物同士の食物連鎖によって生物濃縮が進行する。たとえば、水域の生態系では、水中に残留している有害物質が、植物プランクトンや藻類から、小型の二枚貝や魚類へと、濃縮率を高めながら濃縮されている事例が報告されている。生物濃縮では、食物連鎖の上位に位置する「高次消費者」ほど、高濃度（自然状態の数千倍～数千万倍）の濃縮が起こり、その生物の許容限度を超えた摂取量となって健康被害が発生する可能性が高くなる。

千倍～数千万倍）の濃縮が起こり、その生物の許容限度を超えた摂取量となって、健康被害が発生する可能性が高くなる。[103] ある物質の場合、最終的にヒトの毛髪中での濃度は、工場などから排出されたときの濃度の２００倍以上に、また胎児では20倍以上になるというデータもある。

工業生産活動などの活発な地域の大気を覆う「**スモッグ**」は、ＰＭ２・５などの**微粒子**からなっているが、これらはもっと身近な排出源である自動車の排気ガスにも大量に含まれており、ある調査によれば健康のために行っているウォーキングを、交通量の多い路上で行ったりした場合は、むしろ健康に有害であるという。[29]

（3）有名な中毒事件・公害を知っておこう

（a）水俣病[19]

メチル水銀による中毒事件。不知火海に面した熊本県南部の**水俣湾**に、日本窒素肥料株式会社から、アセチレンからアセトアルデヒド生成過程で生じる**有機水銀**を含む排水が放出され、生物濃縮によって蓄積された有機水銀で汚染された海産物を摂取した人々に発生した有機水銀中毒事件である。妊娠中に汚染された海産物を摂取した妊婦から生まれた子どもたちには出生時からさまざまな異常が見られ、**胎児水俣病**といわれる。

（b） 新潟水俣病[20]

阿賀野川流域に位置する昭和電工株式会社鹿瀬工場の排水中に含まれたメチル水銀と河川に排出された無機水銀が、微生物の働きによって有機化され、また生物濃縮で濃縮された有機水銀により汚染された魚を、阿賀野川で漁獲し、日常的に、かつ多食したことで引き起こされた食中毒（メチル水銀中毒）である。熊本県で水俣病が公式に保健所に報告されたのは１９５６年で、その９年後の１９６５年に全く同じ悲惨な被害が発生し認定されたわけで、９年を経て同様の公害事件が繰り返されたという点で、我が国の公衆衛生行政の怠慢が如実に示された事件である。

（c） イタイイタイ病[21]

富山県の三井金属鉱業株式会社神岡事業所から排出された**カドミウム**などの重金属が**神通川**を汚染し、かつ流域の土壌汚染を引き起こし、食品濃縮の過程を経て、人間が多量のカドミウムを摂取した結果発病した疾患である。カドミウムの慢性中毒により、まず腎臓障害を生じ、次いで骨軟化症をきたし、これに妊娠、授乳、内分泌の変調および栄養としてのカルシウムなどの不足が誘因となって発生したものである。患者は、**骨軟化症**のため、容易に骨折が起こり、そのため激しい痛みを、また体格の変型を起こす。あまりの痛さに耐えられず、患者が「イタイ、イタイ」と泣き叫ぶことから、この名がついたといわれている。

すでに明治時代中頃から神通川流域に、稲の生育不良などの農業被害が目立つなどの異変が現われ、やがて大正時代には、神通川の中下流域に全身が激しく痛む原因不明の病気が現われ始めた。1968年、厚生省は、「イタイイタイ病」がカドミウムの慢性中毒によって引き起こされ、そのカドミウムは神岡鉱山から排出されたもの以外には見当たらないといういわゆる「厚生省見解」が発出された。

（d）四日市公害[104]

第二次世界大戦後、敗戦によって破壊された経済を立て直すため、1955年の石油化学産業整備計画を含め、石油化学産業第1期計画が発表されたが、**石油化学コンビナート**の建設地の1つに三重県の四日市が選ばれた。1959年にコンビナートが稼働を始めるとただちにその環境への影響が出始め、築地中央卸市場では、伊勢湾の魚は異臭のために食用に不向きとされるに至り、またコンビナート周辺では、喘息などの呼吸器疾患、循環器疾患などが増加し始めた。1961年には、周辺の亜硫酸濃度が0・1ppmを超え、1963年に第二コンビナートが本格総合を開始してからは、悪臭などの苦情が急増するようになった。これは、硫黄酸化物、窒素酸化物、粉塵などの総合汚染によるもので、喘息は「四日市喘息」と称され、公害によって引き起こされた主要な疾患となったが、それに加えて喘息性気管支炎、慢性気管支炎、肺気腫などの呼吸器疾患も発生した（総称して**閉塞性呼吸疾患**という）。

(e) 土呂久《とろく》ヒ素公害[25][26]

宮崎県高千穂町の土呂久鉱山での、**亜ヒ焼き**による亜ヒ酸精製の過程で発生する猛毒の煙による被害である。1971年に告発されるまでの50年間に病死した住民101人のうち、享年の分かる92人は、平均39歳の短命であった。

亜ヒ酸は、第二次世界大戦以前（1920～1941年）は、**毒ガス生成**に使われ、戦後（1955～1962年）は、米国南部での綿花畑に撒く**殺虫剤**として米国へ輸出された。

土呂久鉱山が有名であるが、それ以外にも宮崎県松尾鉱山、島根県笹ケ谷鉱山および岐阜県遠ケ根鉱山においても、亜ヒ酸製造によるヒ素汚染事例が発生している。

（f）森永ヒ素ミルク事件[27]

１９５５年に西日本一帯の人工栄養児に奇病が見られるようになり、これが粉ミルクに混入したヒ素によることが判明した。古い牛乳から粉ミルクを製造するために、牛乳に安定剤として第二リン酸ソーダを加えていたが、この安定剤は産業廃棄物から製造された工業用のもので、ヒ素混入のために機関車の洗浄に使えないとして返納されたものであった。このためにこの粉ミルクで栄養されていた乳児に、重篤な障害が発生し、生存者は今でもさまざまな障害に苦しんでいる。

（g）サリドマイド事件[105]

１９５４年に西ドイツのグリューネンタール社によって開発・販売された催眠薬で、「イソミン」の名で広く使われるようになり、日本では妊婦がつわりに対して服用した。開発された当初から、胎児に対する**催奇形性**などの副作用が示されていたが、動物実験や人体での治験についての間違った統計学的適用と意図的な隠蔽、虚偽の報告などにより、安全な睡眠薬として販売されることになった。市販後にこれを服用した妊婦から生まれた児に特異な奇形（**フォコメリア＝アザラシ肢症**）の発生が見られ、１９６１年にハンブルグ大学の**レンツ**博士によって、警告と販売の停止の申し出がなされた。しかしこの警告後にもただちに薬剤の販売が停止されることなく、奇形の発生は続き、死産や流産を含めると、世界で20万件の被害の発生を見たと推計されている。日本では309名の被害者が発生したが、その70％弱はレンツ博士の警告後の8年間に発生した。ちなみに、米国では、FDAが胎児への影響に関するデータがないということで認可しなかったため、被害は治験段階で発生した10名にとどまった。

（h）PCBによるカネミ油症[28]

カネミ油症は、北九州市小倉区にあるカネミ倉庫株式会社で作られた食用油に混入していたPCB（ポリ塩化ビフェニル）、およびこれの加熱過程で生成した**ダイオキシン類**による食中毒である。PCB（ポリ塩化ビフェニル）は、油状の化学物質で、水に溶けにくい、沸点が高い、熱で分解しにくい、不燃性である、電気絶縁性が高いなどの特性により、電気機器の絶縁油、熱交換器の熱媒体、ノンカーボン紙などさまざまな用途で利用されていた。脂肪に溶けやすく、分解されないという性質から、慢性的な摂取により体内に徐々に蓄積し、食物連鎖の中で移動し続けて、食物連鎖の上位にある人間や肉食動物ほどPCBの影響を受ける。PCBは大気や食事、さらには水などを通じて世界中に広がっており、多くの野生動物も汚染されているといわれる。

１９６８年に食用油（米ぬか油）に、製造過程で熱媒体として使用されたＰＣＢと、加熱過程で生成したダイオキシン類が混入し、食用油を摂取した人々にＰＣＢとダイオキシン類による複合健康被害が発生した。しかし、人的被害が拡大する直前の１９６８年初め、カネミ倉庫製の「**ダーク油**」を使った飼料を食べた鶏が、大量死する事件が発生していたが、調査をした当時の農林省は、「食用油は安全」という判断をし、食品衛生を担当する当時の厚生省にも報告をしなかった。このような行政の対応のもとで、会社は汚染した油を再精製して販売を続けたため、被害が拡大した。油症患者の自主検診に取り組んだ故・原田正純医師は「病気のデパート」と表現しているように、その病態は多彩で、吹き出物（**塩素挫創＝クロロアクネ**）などの皮膚症状の他、肝臓障害、心臓疾患、貧血、骨の変形など全身の疾病が同時に現れ、長く続いた。「突然意識を失う」、「全身に痛みがある」といった症状もあり、初期の死因では、がんが多く、急な下痢で亡くなったり、髪の毛がすべて抜けたりした例や、内臓出血、頭蓋内出血などの例もあった。また、女性では、約半数に子宮や卵巣などに何らかの生殖障害があり、被害後に流産・死産などの事例が相次ぎ、真っ黒な児が生まれ、間もなく死亡するといった事例も見られた。

ＰＣＢは、その有害性から、２００４年発行の**残留性有機汚染物質に関するストックホルム条約**（**POPs条約**）でも取り上げられ、２０２５年までの期間内における使用の廃絶、２０２８年までに廃液、機器の処理が求められている。我が国は２００２年にこの条約を締結している。ＰＣＢの流出阻止と廃棄などの対処が世界各国で急がれている。

（i）SMON[106]（スモン）

１９５５年頃から、下痢などが続いた後に、下肢のしびれ、脱力、歩行困難、視力障害などの症状が現れ、舌に緑色毛状苔が生え、便が緑色になる奇病の発生が見られていた。１９７０年に、これが整腸剤として内服されていた「キノホルム」によるものと判明した。もともとキノホルムはスイスのバーゼル社が、外用消毒薬として開発したものであるが、日本軍がマラリア対策として使用していた。敗戦後はマラリア薬としての必要性がなくなったことから、田辺製薬株式会社などが**整腸下痢止め薬**として販売を始めて、一般市民に広く使用されるようになったものである。製薬会社はウイルス説を主張したが、販売中止によって奇病の発生は激減し消滅した。

（j）大腿四頭筋短縮症[107]

これは中毒によるものではないが、医療行為による障害事件とすべきものであるのでここで取り上げる。先天性のものもないわけではないが、１９７２年に、山梨県鰍沢町・増穂町を中心として集団発生した。当時、注射による薬剤投与は筋肉内投与が普通で、注射部位としては大腿四頭筋、特に大腿直筋が主に使われていた。注射と注射液によって筋肉が傷害を受け、変性（線維化）して柔軟性を失い、膝関節機能に障害をきたしたものである。大腿直筋の伸展性が低下するため、正座ができなくなり、またうつぶせで下腿を持ち上げると臀部が持ち上がってしまう現象（**尻上がり現象**）が見られる。

（k）足尾鉱毒事件[22]

19世紀後半の明治時代初期から、栃木県と群馬県の渡良瀬川周辺で起きた、日本で初めてとなる公害事件。足尾銅山の開発により排煙、鉱毒ガス、鉱毒水などの有害物質が周辺環境に著しい影響をもたらした。足尾での銅の採掘は、江戸時代初期から行われていたが、明治になり、古河市兵衛（古河鉱業）に払い下げられてから著しく拡大され、それとともに有害物質の排出量も増大した。その結果、**渡良瀬川**での漁業が壊滅的な打撃を受けるとともに、渡良瀬川の水に頼っていた流域の農業も打撃を受けた。さらに、銅山周辺の山林は丸裸になって保水力がなくなり、渡良瀬川氾濫による流域の水害が発生した。水害対策を名目に流域の谷中村に遊水池を作ることになり、全村民が退去させられた[22]。足尾の精錬所は1980年代まで稼働し続け、2011年に発生した東北地方太平洋沖地震の影響で、渡良瀬川下流から基準値を超える鉛が検出されるなど、21世紀となった現在でも影響が残っており、鉱山周辺の山林では、いまだに再生のための植林が続けられている。

（4）農薬中毒 ―DDTから蚊帳《かや》へ―

農業の集約化、大規模化の過程で、生産性を上げるために雑草に対する除草剤、病害虫に対する殺虫剤などの農薬が果たしている役割は大きいが、それに対して支払われている負担もまた大きい[108]。DDTは、ある程度以上の年齢の人々は、頭や身体に振りかけられたり、家の周囲に巻かれたりした白い粉として記憶にあるのではないかと思われるが、ノミ、シラミ、蚊、ハエなどの駆除に使われていた**殺虫剤**である。DDTは、他に方法がなかった時代には、これらの**衛生害虫**により伝播される病害菌から多くの人命を救い、農業生産性を向上させた。しかし、**レイチェル・カーソン**がその著書『**沈黙の春**』[109]によって、DDTがいかに**エコシステム**を破壊し、人体にも有害作用をもたらすかを指摘した結果、1972年にその栄光の時代が終了した。ところが、化学工業界や一部の研究者は、DDTの使用が中止されたことにより数百万の人々、特に発展途上国の人々が死に追いやられたとして、カーソンの業績を否定する論陣を張ってきたし、今でもそう主張している人々もいる。しかしこれらの人々が根拠として持ち出す証拠は意図的にゆがめて解釈したり、データの一部のみを採用したものであることが明らかになっている。[110]また、カーソンが最初から指摘した通り、程なくそれらの衛生害虫はDDTに**耐性**を獲得し、その有効性も失われてしまった。現在、衛生害虫から人々を守るために、殺虫剤を染みこませた**蚊帳**を使うことが推奨され、ユニセフなども発展途上国に配布している。これらの蚊帳も、染みこませた殺虫剤に害虫が耐性になることが問題になり、多種の殺虫剤を染みこませたりする工夫がなされている。[111]

(a) 除草剤 ―化学兵器として使われた枯れ葉剤―

除草剤は、化学兵器として使われたことがある。それは、**ベトナム戦争**のときに、米軍がベトナムの森林を破壊するために散布した**枯れ葉剤**である。ここで使われた枯れ葉剤は人体にも影響を及ぼし、ベトナムの汚染を受けた地域の住民ばかりでなく、帰還した米軍兵士の子どもにも、二分脊椎や口蓋裂などの**先天異常**を発生させている。我が国でも使われている除草剤の1つである**パラコート**は、誤飲や自殺目的での飲用により、**パラコート肺**（肺線維症）、肝腎機能障害などを経て死に至る。

（b）殺虫剤 ―蚊取り線香も油断がならない―

敗戦後の環境が悪かった時代に、ノミ、シラミなどの駆除のために白い粉（DDT）が身体に振りかけられていたり、稲、果樹や野菜の害虫対策として農薬として使用されていたが、1968年に製造が中止され、2001年のストックホルム条約において、残留性有機汚染物質に指定されて以降、我が国では製造、輸入がともに禁じられている。発がん性については、国際がん研究機関（IARC）による発がん性評価では、グループ2B「人に対して発がん性があるかもしれない物質」に分類されており、確実な発がん物質としては認められていないが、**環境ホルモン**とされている。DDTの農薬としての使用中止後、**有機リン系農薬**が使われるようになったが、これは神経伝達物質であるアセチルコリンを分解する酵素である**アセチルコリンエステラ**

ーゼの働きを阻害することにより、神経障害をきたす。その１つである**パラチオン**は、変異原性、催奇性、発がん性を持ち、哺乳類・鳥類・昆虫・水棲動物に対して非常に有害で、健康被害や生態学的被害が問題とされた結果、現在ではより毒性の低いものに置き換えられている。

より身近な殺虫剤として、古くから使われているものに**蚊取り線香**がある。近年では、燃やさないで済むものもあるが、いずれも有効成分として**ピレスロイド**が含まれている。ピレスロイドは、人体には比較的害が少ないとされているが、ある疫学研究では、これを使っていた妊婦から生まれた児にある種の白血病が発生するリスクが９倍近くもあるということが示されている。[112] また、燃焼式の蚊取り線香の場合、その成分に加え、ＰＭ２・５などの**微粒子**や**ホルムアルデヒド**による空気汚染も問題になり、そのＰＭ２・５の量は、たばこ75～１３７本分に、ホルムアルデヒドの量は51本分に達するといわれる。[113]

メモ　薬害・公害の発生要因と科学者の態度

注目すべきは、大規模な中毒事件や公害が、日本の近代化の時代および戦後～1970年代にかけて、敗戦からの復興期が終わった1954年～1973年の高度成長期の終焉の頃にかけて発生していることである。さらに、健康被害に対する医学界の態度が、被害者側ではなく加害者側の擁護に立ったことが多かったということも特記すべきことである。

(5) 生物毒（微生物以外の有毒な生物）も知っておこう

(a) 食用植物と間違えやすい有毒高等植物とは

毎年、茸狩などで採ったキノコによる中毒事件が報道されているが、高等植物の中にも有毒なものが多数あり、それらによる中毒も報告されている。[114][115] それが逆に医薬品の元になってさまざまに利用されている。身近な食用植物と誤認されやすい有毒高等植物の例を表23に示した。

(b) 毒を持つ動物に注意

ここではしばしば誤解されていることを中心に述べたい。

①代表的な無脊椎動物は、毒グモ

有名なものとして**毒グモ**がある。ほとんどのクモは毒を持つが、その毒は補食対象の昆虫などに対するもので、ほ乳類には無害であり、噛まれた局所の腫れを除いて命にかかわるようなものはない。例外的に人に対しても有毒な毒グモとしては、**セアカゴケグモ**などのコケグモの類いなどがある。クモはその外見から、見つかると殺されてしまうことが多いよ

表23　食用植物と誤認されやすい有毒高等植物の例

有毒植物		食用植物	毒性物質
トリカブト		ニリンソウ モミジガサ	アコニチン
バイケイソウ		ギボウシ	ベラトラムアルカロイド
イヌサフラン		ギョウジャニンニク オオアマドコロ	コルヒチン
ハシリドコロ		フキノトウ タラの芽	スコボラミン アトロピン
チョウセンアサガオ	根	ゴボウ	アトロピン スコポラミン
	葉	モロヘイヤ	
	蕾	オクラ	
	種	ゴマ	
ヤマゴボウ		モリアザミの根	フィトラッカトキシン
スイセン		ニラ	リコリン ガランタミン

モリアザミの根の醤油漬け、味噌漬けなどが「やまごぼう」などの名で、温泉地などの土産物屋で販売されていて紛らわしい。注意喚起だけではなく、間違いやすい表示に対する適切な規制など、有効な対策が望まれる。

うだが、ジョロウグモの巣のように、子どもたちのセミ取りの道具にされる以外に、家グモは、シラミやダニを退治してくれるありがたい存在であることを思えば、壁や窓をピョンピョン飛び歩いているのを見たら、そっとしておいてあげたいものである。

②脊椎動物では、フグと毒ヘビ

脊椎動物で有毒動物というと、**フグ**、**毒ヘビ**などが主なものである。ところが、必ずしも有毒動物そのものが毒素を産生しているわけではなく、食物連鎖の結果、有毒な生物を補食し、その生物の毒素を体内に貯蔵しているに過ぎないものもある。フグやヤマカガシなどがその例である。フグの毒は**テトロドトキシン**で、青酸カリの500倍の強さがあるといわれるが、フグ以外にもある種のカエルやイモリ、琉球列島や熱帯の海に住んでいるツムギハゼなどもこれを持っている。ある種の海洋バクテリアがその産生源で、海底の泥は、テトロドトキシン（を産生する細菌）で満ちあふれているという。その証拠に、そのようなバクテリアのいない生け簀で養殖したフグは無毒である。また、ヤマカガシの毒も、補食したヒキガエルの毒を頸腺に蓄えたものであるといわれる[116]。

18．地球温暖化は、新興感染症に影響を与えている

地球温暖化は、人類ばかりでなく生物の生活環境にさまざまな影響を及ぼしており、今後ますますその影響は大きくなるものと予想されている。特に近年では、**新興感染症**など、感染症に関係した議論が数多くなされてきている。SARS, MARS, SARS-CoV-19によるCOVID-19など、これまで知られていなかった新たな感染症の出現も見られているが、多くは特定の地域と関連した感染症の分布の変化に伴うもので、これまで問題にならなかった地域での発生が問題になっている。これらの多くは、節足動物（いわゆる**衛生害虫**）の生息域の拡大に伴うもので、**デング熱**はその代表的なものである。デング熱は、熱帯・亜熱帯が流行地域で、**ネッタイシマカ**により媒介される。ウイルスを持った蚊（**ベクター**）が貨物などとともに国内に持ち込まれたり、すでに感染したヒトが帰国したりすることにより国内でも見られているが、流行のためには、ヒトの中で増殖する必要がある。２０１４年に70年ぶりに国内での発生が見られたが、国内でのベクターは**ヒトスジシマカ**であった。ヒトスジシマカは、成虫のまま越冬することはなく、冬になると成虫は死に絶えてしまう。デングウイル

スに感染すると生涯ウイルスを保有するので、成虫のまま越冬すると、翌春そのデングウイルスにより、再び流行が発生する可能性が高くなる。[117] 今のところ成虫が越冬しないので、ヒトスジシマカのデングウイルスが越冬する可能性は低いが、地球温暖化により成虫が越冬するようになるか、ネッタイシマカが国内で生息するようになると、国内での流行が発生する可能性がある。国外に目を向けると、**マラリア**の再流行、ダニ媒介性感染症である**ライム病**や**脳炎**の増加が問題になっている地域がある。[118]

Ⅲ．医療の仕組みと医療制度を考える

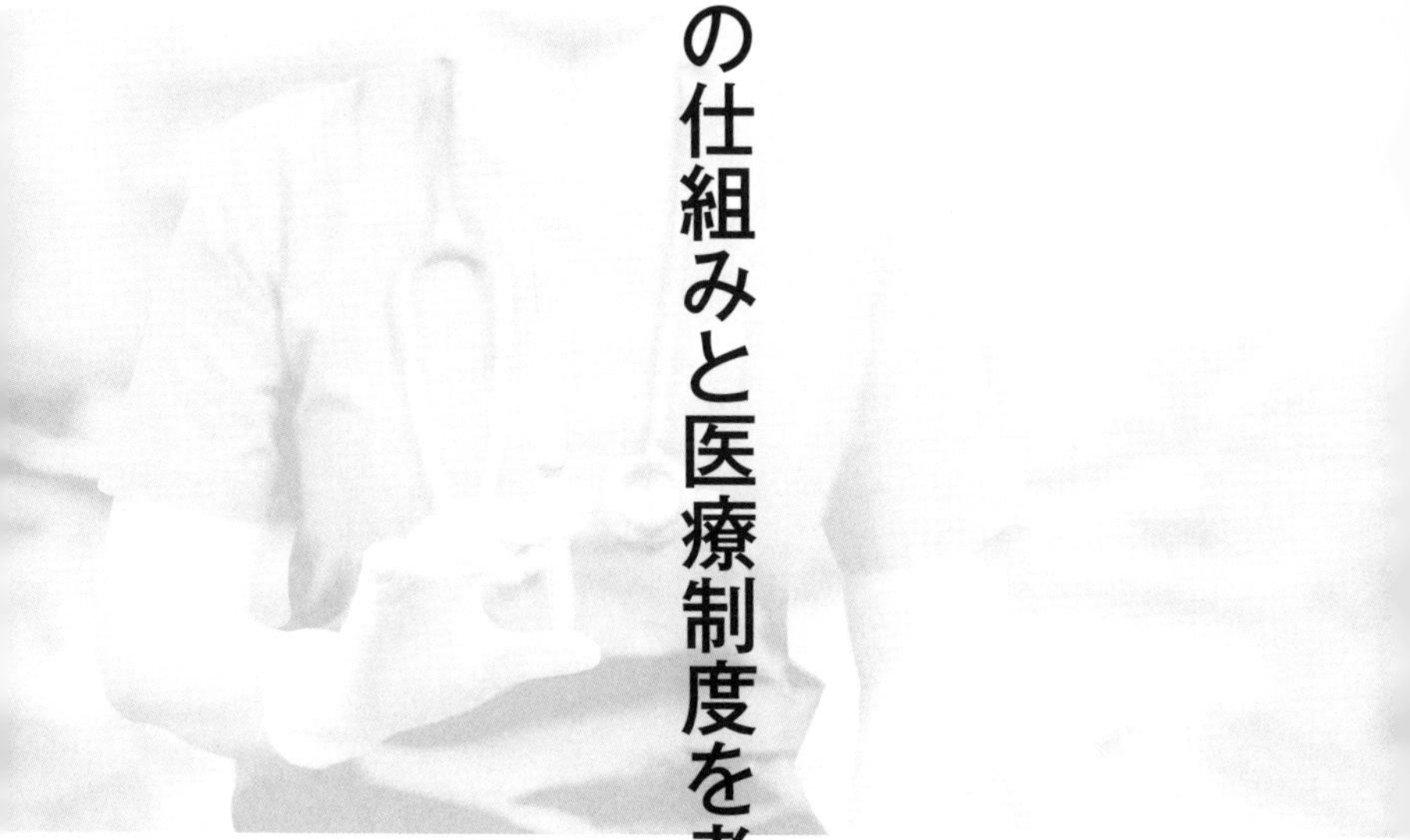

1.「医学」と「医療」の関係は、「科学」と「技術」の関係

(1)「医学博士」の肩書きは、診療の質には関係ない

正しい医療を行うためには、医学研究が必須であるといわれる。かつては医学部を卒業すると**基礎医学**の研究室や、片手間で臨床を行っているかのような**臨床医学**の教室で、指導者より与えられたテーマについて一定期間「研究」を行い、その成果を論文(**博士論文**)にし、博士になることが、半ば強制的に行われてきた。医療における医学研究の必要性については、医学と医療との一般的関係を論じるときには成立するが、1人の人についても成立するかというと「否」と言わざるを得ない。ただし、「研究」というとき、その中身について論じることが必要である。少なくとも我が国における博士論文のための研究は、基礎医学の研究を指していることが問題である。医業を開業している医師が看板や広告を出すとき、ほとんどの場合「医学博士○○○○」という表記がなされているし、病院に勤務するときに医学博士であるかどうかによって待遇が異なってくるということもある。しかし、医療を受ける側のものとしては、試験管内での実験やネズミなどの実験動物を使った実験を行って論文を書いたこ

とが、医師としての実力を必ずしも反映していないことを認識しておくことが必要である。医師として、研究一般を否定しているわけではなく、研究の内容や方法の在り方の偏りが問題である。米国留学中に、日本の学会に招待された米国人の上司が、帰国後に日本の医学・医療についての感想として、「研究」面では米国並みだが、「臨床」面では30年は遅れていると述べていたのが思い出される。

（2）「医学」、「医療」と「医術」

ところで、医学と医療との関係は、一般的な表現を使うと、**科学**と**技術**との関係である。それでは科学と技術との関係とはどのようなものであろうか。他方、「**科学技術**」と言う言葉もあるように、科学と技術とは一体であるようにも見える。子どもたちを科学に親しませる試みとして行われていることのほとんどは、技術を見世物として見せているに過ぎないように思われる。科学とは、世の中の現象について、「おや？」と思わせるようなことに気づかせ、それに対して「なぜ？」という疑問を発して、そのなぜの理由を明らかにする過程であるはずで、そのためにはさまざまな技術が必要になってくるし、その技術を実行するために必要な原理を理解することがまた科学である。[119]「近代科学の誕生は誰がもたらしたのか」、「科学者か技術者か？」という争いを想定してみる。

科学者側からは、それは天才による発見・発明・証明の積み重ねであるという主張がなされ、技術者側からは、職人や技術の伝統から新しい科学は生まれたという反論がなされ、「そんなことを議論しても意味がない」という棚上げ論者は、科学的なものは科学者が、技術的なものは技術者が生んだ、言い換えれば科学者がやるものが「科学」で、技術者がやるものが「技術」だと主張するに及んでどうしようもなくなった。そこへ賢者が現れ、「科学と技術は一体となって近代科学を生んだ」と考えるのが無難な考えだとまとめた。

科学と技術との関係については、「技術とは、人間実践（生産的実践）における客観的法則性の意識的適応である」と定義される。[120] このことは、医学と医療との関係では、もう1つ「医術」というものを考える必要があることを示唆している。**医学**は疾患そのもの、疾患の診断や治療などについて科学的研究（**客観的法則性**の追求）を行うこと、**医術**が技術に相当することで医学研究の結果を人の疾患に適用すること（**生産的実践**）、そして現実に生活している人に医術を施すのが**医療**（**人間実践**）と言うことができる。医療は、患者・医療者双方の人生観が反映する。病気を治療するのか、病人を治療するのかが問題になることがしばしば起こるが、これは柔術と柔道、剣術と剣道などとのアナロジーで考えることができる。

（3）「医療法」と「医療現場」の乖離が問題

医術を施し、医療を実現する場が**医療機関**（医療提供施設）であるが、これは「**医療法**」により6種類が規定されている（表24）。

このような医療施設の在り方の特徴は、医療行為の実践の中で生まれてきたのではなく、「こうあるべきだ」という考え方によって規定されていることであろう。これは我が国

表24　医療法上の医療施設の類型

医療施設類型	定義	医療法の条項
病院	20人以上の患者を入院させる施設を有するもの	1条の5第1項
診療所	患者を入院させるための施設を有しないもの又は19人以下の患者を入院させる施設を有するもの	1条の5第2項
助産所	10人以上の入所施設を有しないもの	2条
地域医療支援病院*	200床以上の病院	4条、医療法施行規則6条の2
特定機能病院**	400床以上の病院	4条の2、医療法施行規則6条の5
臨床研究中核病院**	400床以上の病院	4条の3、医療法施行規則6条の5の5

＊　：第三次改正（1997年）
＊＊　：第二次改正（1992年）
＊＊＊：第六次改正（2014年）

の医療が**国民皆保険**のもとで実行されていることと無関係ではない。利点も多いが不都合な点も少なくない。医療の進歩により、しばしば医療法が現実と乖離し、数年ごとに改正されていることはそのことの表れである。改正されているのだからいいではないかと言うこともできるが、改正されるまでの乖離に巻き込まれた医療供給側と受給側の利害の調整が困難なことも多く、「赤ひげ」的な医療感が強い社会では、供給側の犠牲が強くなることが一般的である。このことは、新型コロナの医療において白日のもとに曝されることになった。

(4) 社会的な施策としての「社会保障」

ところで、医術を医療にするためには、医術実施者の心がけだけでは不十分であり、社会的な施策が必要である。施策の柱として**社会保障**制度があり、医療保険は社会保険の1つに位置づけられている(表25)。

医療保険は、公的医療保険と民間医療保険に大別される。また、公的医療保険には、健康保険(社会保険や被用者保険)、国民健康保険(地域保険)、後期高齢者医療制度がある。公的医療保険には、生活保護受給者以外の全国民が加入する義務があり、国民皆保険制度と言われる。国民皆保険制度の特徴は、

①国民全員が公的医療保険で保障される
②医療機関を自由に選べる
③安い医療費で高度な医療を受けられる
④社会保険方式が基本であるが、皆保険を維持するために公費が投入される

などである。

健康保険と国民健康保険は基本的には同じであるが、違う部分もあり、ときにはその差は大変大きい。健康保険は、企業で働く人を保護するという意味合いが強いため、国民健康保険に比べて受けられる恩恵が大きいのが特徴で、その違いの一部は表26に示す通りである。

健康保険には、雇用主体により、組合健保、協会健保、共済健保がある。また、国民健康保険には、同種の事業・業務の従事者で組織されている健康保険組合団体による保険がある。医師、歯科医師、薬剤師、弁護士、税理士、

表25　社会保障と社会保険

社会保障		
公的扶助	生活保護	
社会福祉	児童福祉、障害者福祉、高齢者福祉、その他諸手当（児童手当など）	
社会保険		
	医療保険	現物給付（医療）
	介護保険	現物給付（介護・器具・住宅改修（バリアフリー化など）など）
	年金保険	金銭給付（年金支給）
	失業保険	金銭給付
	労災保険	金銭給付（年金支給）＋現物給付（療養、二次健康診断・特定保健指導など）

理・美容師、建設業界、食品業界など、さまざまな業種の国保組合があるが、国保組合に加入できるのは、原則、個人の事業所である。国民健康保険の運営は、市町村国保であり、国民健康保険組合の運営も、全国レベルではなく、都道府県毎の組織でなされる。たとえば、東京都医師国保組合などである。

2．さまざまな医療職で構成された「チーム医療」

医療は医師のみで成り立つわけではなく、さまざまな医療関係の職種がチームを作って実践している。医師は国家資格であるが、さまざまな職種も国家資格となっているものが多い。さまざまな職種にはそれぞれの内容を示す名称があるが、その名称はそれぞれの資格を有しなければ名乗ることができないもの（**名称独**

表26　健康保険の国民健康保険との違いの主なもの（主語は健康保険）

1．家族は扶養の考えが適用されるため、家族分の保険料の支払いは不要。一方で、保険料の通知書は世帯主宛に送られてくるため、世帯主が家族全員分を支払う義務を負う。
2．給与額により保険料が決定されるため、高給者ほど負担割合が高くなる。会社と従業員が半分ずつ負担する。
3．給付内容が異なる。健康保険には休業している間でも労働者の収入が減って困らないようなセーフティーネットの役割がある。すなわち、
（1）傷病手当
（2）出産手当
がある。

占）と、業務を行うことを許可された者だけが名乗ることができるもの（**業務独占**）とがある。たとえば、医師と称するのは、医師の国家資格を持つものだけに許され、かつ医業をすることができる。医師の資格を有しない者が、医師にしか許されていない業務、たとえば胃がんの切除を行えば、たとえ不器用な医師よりも上手に手術を行うことができても、「偽医者」として罰せられる。しかし、理学療法士は、国家資格を有しなければ自分は理学療法士だと名乗ってはいけないが、国家資格を有しない者でも、たとえば理学療法士がいない病院で、看護師が理学療法士が行っていることと同等の施療を行っても罰せられることはない。資格の有無が医療の質とは必ずしも関係ないことは、臨床心理士の置かれていた立場を見ると容易に理解できる。

（1）社会生活における心の取り扱いの重要性

・患者の「心の取り扱いの重要性」が、やっと認められてきた

医療ばかりでなく、社会生活のさまざまな場面において、心についての考慮が重要であるが、特にさまざまな医療の場では、肉体的な治療ばかりでなく、「病は気から」が示す通り、**心理士**による**心のケア**が大切であることは言うまでもない。しかし、これまでは十分な心のケアを行いながら資格がない（学会認定の資格はあった

が）ばかりに、正規の職員として採用されず、待遇も仕事に見合うようなものではなかった。ようやく近年になって「**公認心理師**」としての国家資格が定められた。我が国で脳死者からの臓器移植が進まない1つの大きな理由は、専門家による「**グリーフケア**」が行われていなかった点にあったことを認識すべきである[121]。

チーム医療とは、1人の患者に複数の医療専門職が連携して、治療やケアに当たることで、それぞれの医療専門職が専門スキルを発揮することで、入院中や外来通院中の**患者の生活の質**（ＱＯＬ）の維持・向上、患者の人生観を尊重した療養が実現できる。さらに進んで、このチームに、患者やその家族を含めて言う場合もある。

先述の、東洋医学からの西洋医学批判の大きな論点である人の「心」の扱いについて、特に我が国では西洋医学導入に際して置き去りにされてきた感がある。しかし、このことは現在の日本においては医学・医療の領域に限られたことではない。社会生活全般においても、物質的側面、すなわち経済的側面が重視され、「心」はそっちのけの感が強い。たとえば事故に対する補償についても、被害者は金銭的な補償の要求は別として、それ以上に「心」に受けた傷に対して何らかの対応を求めていることも多く、最も第三者的立場にあるはずの裁判所にそのことを求めても、何らかの金銭的な要求に換算することが求められている。

人の「心」についての考察があれば、交通事故対策ももう少しうまくいくのではないかと思われる。たとえば、道路脇の立て看板や横断幕に、「注意！事故多発場所」などと表示されているのを見ることがある。このような表示にどのような効果があるのだろうか。たまたま発生した事故ならば、個々の運転手の、あるいは歩行者の不注意である可能性もあり、注意を促すことも必要であろうが、「多発」ということは、不注意が直接の原因としても、複数の者が同じ不注意を犯すというのは、何らかの原因があるはずである。ここで「なぜ」かが重要になる。見通しが悪いなどの道路の構造上の問題にその原因があるはずである。また、川に沿った遊歩道が、川を横切る道路によって途切れているような場所で、「横断禁止！」などの表示がなされているのを見かける。このような表示があるということは、ここで横断する人が多いに違いない。なぜか？　よく見ると、横断歩道や横断のための信号が数十メートルも先にある。排気ガスの充満した道路を避けて、川沿いの道を歩いてきたのである。わざわざそのような道路に沿って数十メートルも先まで歩きたくない、すぐここで横断したいというのは、人の心理として当然であろう。ヒトの行動を規制するためには、行動心理学ともいうべきものを十分取り入れる必要がある。[122]

（２）医療における専門分化の利点と注意点

医学の進歩にしたがい、医学・医療の専門分化が進んでいることは肌身を持って感じられていることであろう。医療の複雑化に伴って、看護職にも細分化の流れが生じている。これまでに、**認定看護師**、**専門看護師**に加え、医師が行う医療の一部を看護師が担うべく米国の Nurse Practitioner に相当する職種として**診療看護師**（ＮＰ）などの職種が作られている。

職種の細分化とそれらを担う資格の導入は、医学・医療の質を担保することと同時に、各職種の利益も保障するという意味がある。医師についてもこれまでは各専門学会が認定する認定医（専門医）があったが、近年国家レベルで専門性を保障する専門医機構による**専門医制**が導入された。患者にとって分かりやすいものにすることと質の担保が謳い文句であるものの、これまでは皆保険制度の外で、自由診療でしか認められていなかった利益の独占を制度的に保障するものにならないように注意が必要である。

（3）医療供給体制と医療経済―医療は社会的共通資本―

ところで、しばしば「3時間待ちの3分診察」ということが、医療、特に病院医療を揶揄するために言われる。確かにそのような面があるが、薄利多売ならぬ「厚利多売」のようなことを理由と思っている（そのように人々を洗脳する言質が流布している）が大間違いである。これは我が国の医療提供体制が、国の悪化した財政を立て直し、高齢化による医療費の上昇を回避する手段として、財務省主導型の**医療費削減政策**が継続的にとられ、その結果として、人件費の削減、病床回転率の増加による医師の過重労働を招く方向に改悪されたことが原因であるととらえるべきである。

> **メモ**　3時間待ちの3分診察の本質
>
> （1）日本の人口1000人当たりの医師数は2・49で、これはOECDの平均3・5はもとより、チリよりも少なく、主要国の内32番目である。
>
> （2）日本の人口1000人当たりの病床数は13・1で、8であるドイツやその

他のG7諸国と比較しても断トツで多い。ただし、国により病床の種類分けが異なり、急性期病床とリハビリテーション病床の合計でみると、日本とドイツがほぼ同じ水準である。

（3）

1人当たりの受診回数が韓国の16・6回に次いで多く、12・6回であり、OECD平均の6・8回に比し多いが、1回当た

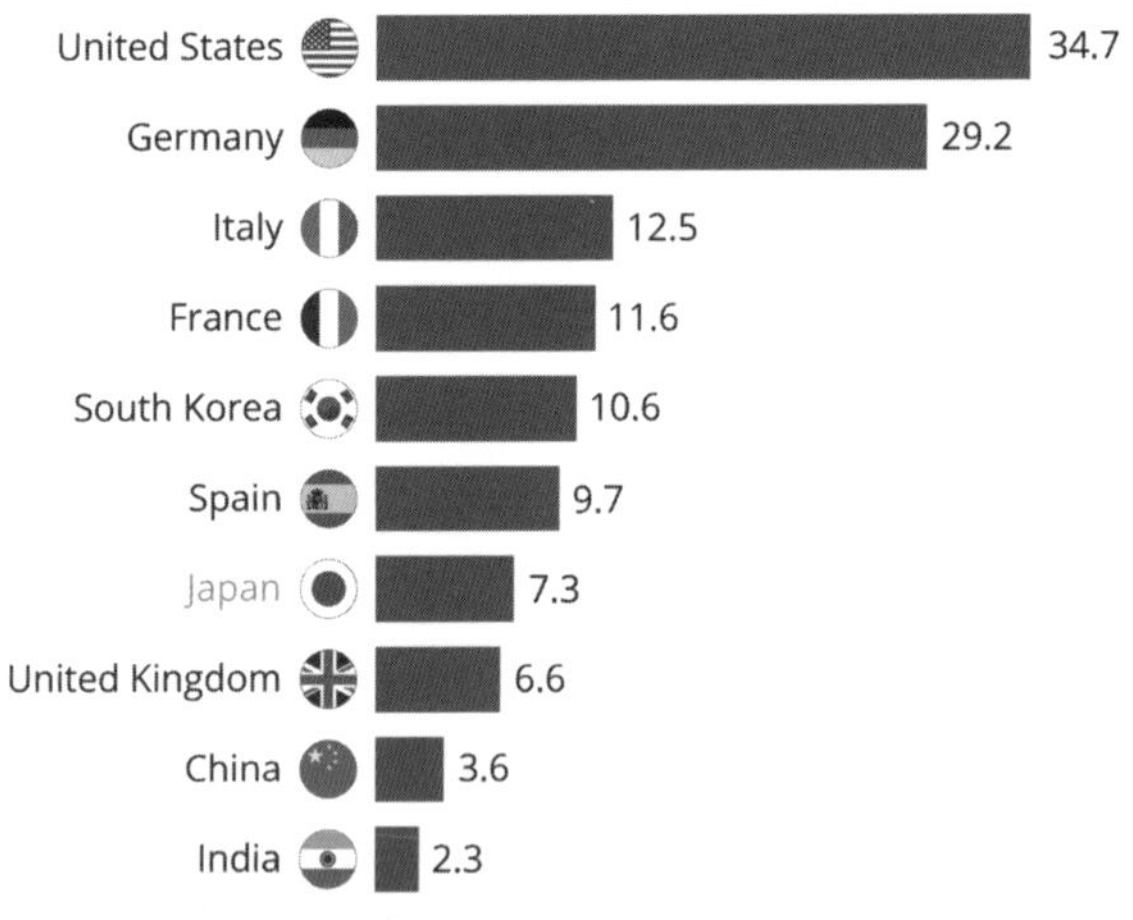

図46　人口10万人当たりのICUベッド数[123]

https://www.statista.com/chart/21105/number-of-critical-care-beds-per-100000-inhabitants/（参照2021.11.13）

りの外来医療費は、１００米ドルと低く、スウェーデンの5分の1以下である。

（4）日本では一般病床の数は多いが、集中治療室（ＩＣＵ）の病床数が少なく、米国の約5分の1である（図46）。さらに重要なことは、専従医／専門医の数が少なく、それらの医師のいないＩＣＵも少なくないことである。[124]

医療における適切な需給関係は、医師数とその配置ばかりでなく、周辺の医療専門職の参加も重要である。日本におけるＩＣＵのベッド数と専任医師数が、他の先進国に比べて著しく少ないことは、医療の質の面で大きな問題である。また、ＩＣＵ入院患者の予後に、**集中ケア認定看護師**、**臨床工学技士**の配置も、患者の転帰を左右する事実が示されている。[125] 新型コロナパンデミック下での医療の問題で、各種病床数だけが問題にされ、新たな流行波に備えても、病床数の増加だけが方針として示されているが、より深い考察と対策が求められる。

医療費削減が叫ばれ、そのために一般病床数の削減と療養病床化が図られている。

医療費にしろ、医師数にしろ、本当にそうなのかをよく確かめてみる必要がある。たとえば、2018年の日本の対GDP保健医療支出を見てみると、10・9％で、米国、ドイツ、フランスよりも低く、36カ国中6位である。また、高齢化率から見ると、日本の対GDP保健医療支出や対GDP社会支出は決して高くはない。医師数に関しては、医学部定員増により2025年には、OECD平均を追い越し、2040年には大幅に上回るとする推定により、医学部定員増は2019年度までの期間限定の政策とされている。ここで注意すべきは、この政策の根拠の医師数のOECD平均との比較は、OECD各国の医師数は現在のままで将来増加しないことを前提としたものであるということである。ほとんど全面的に国が管理する医療において、医療費削減の行き着く先がどのようなものかは、英国のサッチャー政権下で、受診3ヵ月待ち、検査3ヵ月待ち、救急外来4時間待ちなどといわれるほど悲惨な状況が生じたこ[126][127][128]とから予見できる。医療は**社会的共通資本**としてとらえることが大切である。[129]

Ⅳ．医療リテラシーを身につけよう

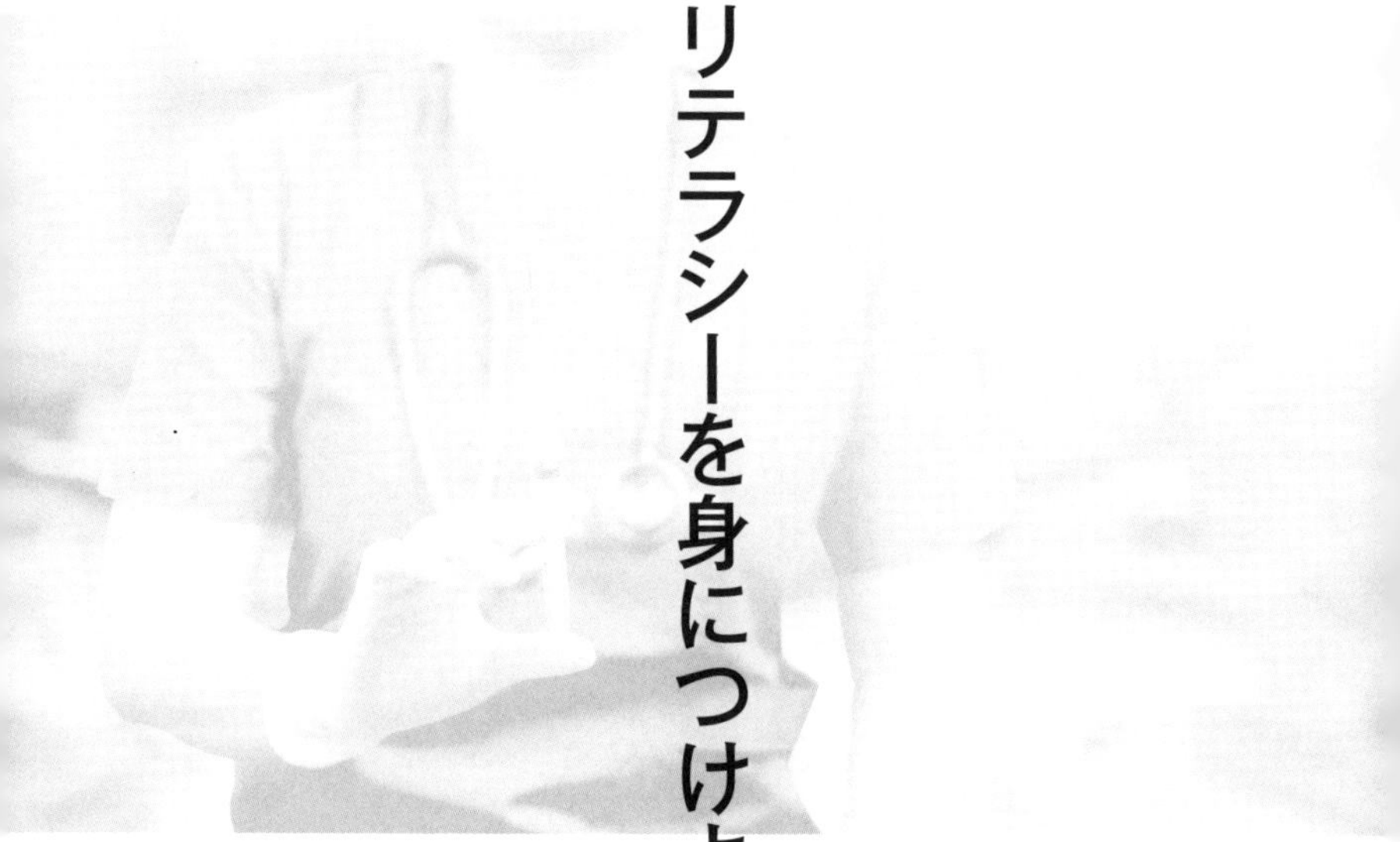

毎日の生活の中で、普段はどうとも思わないでやり過ごしている膝、肩、腰などの違和感や痛み、目のかすみ、耳鳴りや聞こえにくさなども、執拗にその存在を訴えかけるようなテレビのコマーシャルを視聴していると、急に気になり始めるものである。そこを狙って色々なサプリメントの売り込みがなされる。不足している栄養素があればそれを補うことは必要なことであるが、不足していると生じる症状や気分の存在は、必ずしもその栄養素が不足しているわけではない。広告されているサプリメントの効能の多くは、疲労感、違和感、元気が出ない、やる気が起こらないなど、**不定愁訴的な症状**に対するものである。広告の中には、「○△大学名誉教授」などの**肩書き**を持つ研究者（だった）らしい人の写真が載せられていて、一見もっともらしいデータも示されていることもある。このような人の言っている言葉に注意して欲しい。「臨床試験で＊＊＊という研究結果が報告されている、あるいは示された」など、言質をとられないような注意深い表現がなされている。ここで2つの事例を示す。

たばこ会社は潤沢な資金に任せてさまざまな研究に研究費を供給している。現在では、受動喫煙は有害であるということは定説になっているが、有害ではないという研究結果も多数報告されている。１０６編のシステマティック・レビューを調べた研究によれば、39編が受動喫煙は有害ではないという結論を出していたが、そのうちの29編の研究者はたばこ産業に関係していた[130]。

数年前の骨密度を高める特定保健用食品の広告[131]に、飲用による骨密度の増加率のグラフが出ていたことがある（図47A）。このグラフを見る限り、その有効性は明らかであるように見える。国外での研究結果では、非摂取群と摂取群との比較では同様に摂取群の骨密度の増加率が高いように見えるが、こちらの研究ではこれら2群に加え、ミルク摂取群も比較対象にしており、結果としてはミルク摂取群の増加率が最も高いということが示されていた（図47B）。

これらの例を見ても、臨床試験で証明されたことが論文として発表されているというだけでそれが正しいとは限らないことが分かる。臨床試験の成果の発表ということに潜む問題点は、ネガティブな（陰性）の結果は論文になりにくいということである。ヒトを対象とした有効性に関する研究では、特にネガティブな（陰性）の結果も公表されていることが大切である。逆に有害性の可能性のある場合は、実用化に必要な結果が得られなかったから発表しないということは一種の犯罪でさえある。不都合な結果でも公表されていることが重要である。このように科学的な証拠がゆがめられ、無駄な検査や治療に資源が使われることを防ぎ、健康被害が発生しないようにする必要がある。臨床試験を行う際にはその臨床試験を登録し、どのような臨床試験が行われているかを社会が認識できるようにする仕組みができている。この仕組みによって、発表されないものはめざした結果が得られなかったと推測することができる。[133]

ここで大切なことは、第一には世の中の常識を疑ってみることであるが、さらに自分が過去に受けた教育の内容が、学問の進展の結果、必ずしも正しくない、あるいは世の中の動きを理解するうえで適切ではないということに

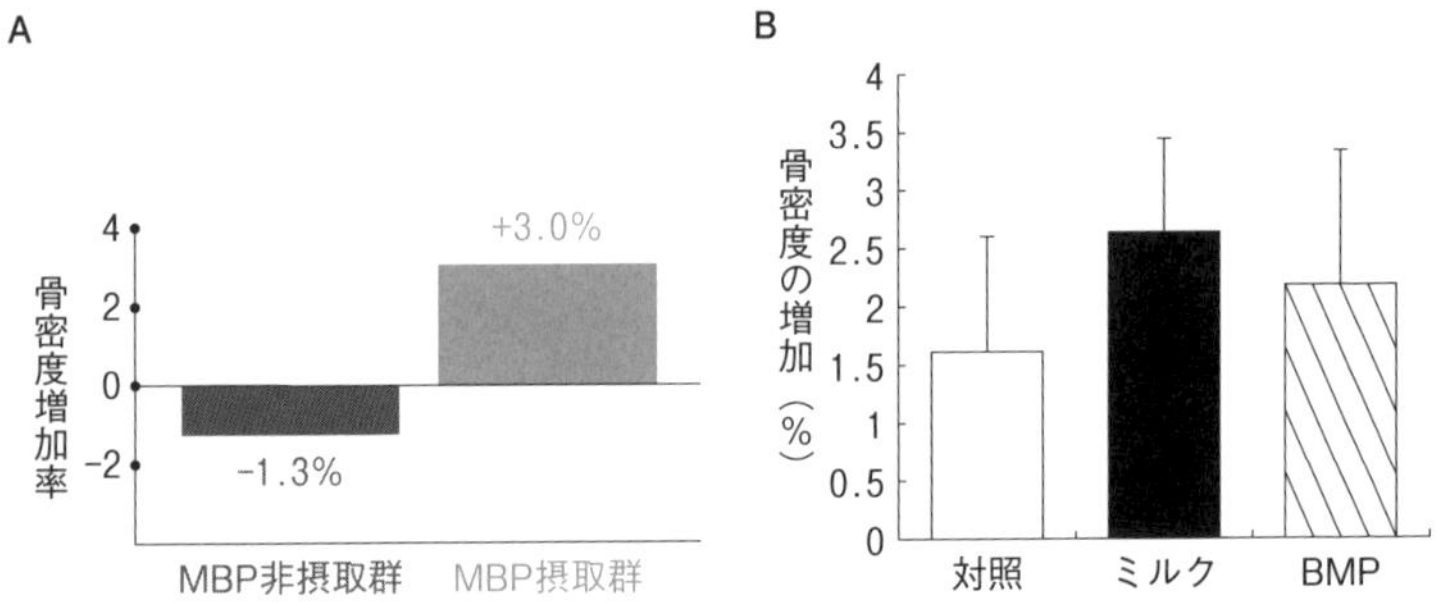

図47　MBPによる骨密度増加率

A．MBP飲料の広告に掲載の骨密度増加率を示すグラフ[131]
Bには示されているミルクのデータがない。実際に実験でミルクを使っていなかったのか、あるいは意図的にデータを示さなかったのかは不明。牛乳4本分のBMPを飲料1本で摂れるといっているので、比較にミルクを入れなかったのであれば、実験そのものが不備であったことになる。
B．中国での試験結果を示すグラフ[132]
ちなみに、Aに示された広告は、現在でもインターネット上で見ることができるが、Bの研究結果は2009年に発表されている。

も気づくことである。

たとえば、**依存症**を理解するには、依存症の脳内機構を知るだけでは不充分である。その発生は個人の脳内だけで生じるのではなく、社会の中で生じることに注意しないと、その対応が間違った方向に向かってしまう可能性がある。しばしば目にする大麻や覚醒剤などの薬物対策のポスターで、「ダメ。ゼッタイ。」という標語がある。これは厳しい乱用状況を早期に終息させるための政府の「薬物乱用防止五か年戦略」による薬物乱用防止をより推進するための「ダメ。ゼッタイ。普及運動」に基づくものである。しかし、このようなキャンペーンに基づく薬物乱用防止対策にもかかわらず、一向に薬物乱用は減少していない。そこで考えなければならないのは、薬物の乱用という行為そのものは法律違反という意味では犯罪ではあるものの、それだけではないのではないかと思い至ることである。これは、横断禁止という警告がある場所は、そこを横断したくなるような要因があるに違いないので、違反した横断者を取り締まるだけでは違反をなくすことができない[122]ことと同様である。「ダメ。ゼッタイ。」と警告しても乱用に至る過程を正しく理解しなければ乱用はなくならないし、乱用者は処罰を受けても止められずに再犯することになる。それではどのように理解すればよいのであろうか。現在では、依存症に至る乱用行為の本質は、「**依存症は孤独の疾患**」であると理解されるようになってきている。そして、この理解のもとに対策を講じることで薬物乱用を減少させることができたという実践結果も現れ始めている。[134]

このように、世の中に行き渡っている「**通説**」や、「**常識**」を疑ってみることは重要なことであり、**リテラシー**の第一歩である。世の中の諸々のことは、そうある状態そのままを受け入れることで成り立っていることが望ましい。そうであるならば、そのことによっていちいち考えないでも生活ができる。ところが、「え！　どうして？そんなはずじゃないでしょう」と思わせられることが少なくない。そのようなとき、**発想を逆転**すると容易に理解できることが多い。薬物依存症についての考え方の転換についてはすでに述べたが、その他のいくつかの例を挙げてみる。

たとえば、道路に設置されているガードレールは何のためにあるのであろうか。車から人を守るためであると考えると、実にお粗末な設備であるが、人が交通の邪魔にならないようにするためにあるのだと考えれば十分なものである。道路は人が移動するために、またそこで生活するために、子どもの場合ならそこは遊ぶ場であるはずであるが[135]、現実の道路は車の通行のために、すなわち物流をスムーズにし、日本経済を牽引する自動車産業の活動を保障するためにあるように思われる。

最近の集中豪雨では毎年のように大規模な土砂崩れなどが発生している。多くの土石流による災害の発生地区では砂防ダムが設けられていることが多い。この砂防ダムで土石流が食い止められることはまずないので、砂防ダムが設けられている場所は、土石流が発生しやすい場所であることが認定された場所であるので、付近には移り住まないようにした方が良いというのが、土木の専門家の意見である。

また、国のお墨付きがあっても、それを鵜呑みにしない方が良い。これは、「特定保健食品」のところで述べた通りである。専門家会議、審議会、有識者会議、諮問委員会など、政策を立案する、あるいは施策を実施するための専門家の会議の意義についても考えた方が良い。このような会議の一部は、施策にお墨付きを与え、為政者の責任を軽減するための儀式を行う場であり、その会議員は、選ばれたという名誉のために参加している可能性もある。したがって、為政者に困難を押しつけるような発言や決定はすべきではなく、座長や委員長の役割は、議論がそのような方向に向きそうになったときに、適切な舵取りをすることである。このような実情が明らかになるような議事録は作成すべきではなく、問題が明らかになる恐れがある場合にはその前に破棄するのが適切な対処法ということになる。また、議事録は作成しても、具体的な議論の内容は記載すべきではなく、議論が行われたことの記録さえ残っていれば良いのである。

東日本大震災の際の原発事故をはじめ、複雑な構造を持つ現代社会の生活環境の中では事故の発生を避けることができない。ちなみに、事故は乳児期を除く子どもの死因の1位を占めている。事故の考え方についても、常識を疑う必要がある。重大な事故発生のときに決まって責任者が報道陣の前で頭を下げてみせる儀式で口にするように、**事故**は「あってはならないことである」のであろうか。この点についてはすでに、欧米では定着している違った見方がある。まさに、日本の常識は世界の非常識なのである。事故を防ぐために重要なことは、逆説のようであるが「あり得ることである」と認識することである。事故は起こり得ることであるとして、それを避けるための方策を工夫するという欧米の考え方[50]の方が合理的なように思える。

このように、常識と言われていることについては、「?」をつけて考え、発想を逆転させてみるのが良策である。

おわりに

医療情報を正しく理解し、健康な生活を送ることに役立てるために、専門家の領域にちょっと首を突っ込んでおくことも大切である。よく病院の言葉は分かりにくいといわれる。しかし、病気についての言葉ばかりでなく、どの領域でも専門用語は分かりにくいものである。ただ、医師が病院で病気について、専門家ではない患者に、病気の説明や治療や処置について説明する際には、その説明を理解してもらう必要がある。したがって、医師をはじめとする医療者は努めて分かりやすい言葉で説明するための工夫をする必要があることは確かである。ただし、専門用語は専門領域の内容を簡潔かつ正確に表しているもので、その内容をゆがめずに非専門用語に置き換えるには工夫が必要である[136]。また他方では、専門家ではない人々もある程度専門用語に慣れ親しんでおくことも大切なことであろう。その理由は、第一にやたらに専門的な難しい言葉を使って人をしてもっともらしく思わせる手口にだまされないために必要なことであり、第二にその言葉に出会ったときに、あそこで聞いたあるいは見たことのある言葉だと思うことによって驚かされないようになっておくことが、物事を判断するうえで有用なことであるからである。

わからない言葉に出会ったときには、調べる習慣をつけることをお勧めしたい。

今時では、インターネットで検索すれば簡単に調べることができる。ただし、インターネットは情報を収集するツールとしては便利であるが、インターネットの情報は玉石混淆《ぎょくせきこんこう》であり、正確な情報を入手するには少し工夫や努力が必要である。そのためには、まずは分からない言葉、特にカタカナ語に出会ったときには取りあえずブラウザの検索欄に入力してその意味、訳語、言い換え語を知ることから始めることをお勧めする。意味を知って落ち着いたところで、正確な情報の発信元の代表例として以下に挙げた、厚生労働省、消費者庁などの行政機関や大学などの学術研究機関のウェブサイトで、そこで得た情報を入力し、その内容を確かめるという手順を推奨する。二重手間になるようであるが、正確な情報を得るためには手抜きをしないことが大切である。

以下に、正確な情報を得るためのお薦めのサイトを挙げておく。

・日本医療機能評価機構「Minds ガイドラインライブラリ」(https://minds.jcqhc.or.jp)

・厚生労働省「『統合医療』情報発信サイト：ｅＪＩＭ（イージム）」（https://www.ejim.ncgg.go.jp）
・厚生労働省「ｅ-ヘルスネット」（https://www.e-healthnet.mhlw.go.jp）
・国立がん研究センターがん対策情報センター「がん情報サービス」（https://ganjoho.jp/public/index.html）
・国立研究開発法人医薬基盤・健康栄養研究所「『健康食品』の安全性有効性情報」（https://hfnet.nibiohn.go.jp/general-public）
・国立感染症研究所（https://www.niid.go.jp/niid/ja/）
・農林水産省「国際がん研究機関（ＩＡＲＣ）の概要とＩＡＲＣ発がん性分類について」（https://www.maff.go.jp/j/syouan/seisaku/risk_analysis/priority/hazard_chem/iarc.html）
・内閣府食品安全委員会「食品安全総合情報システム」（https://www.fsc.go.jp/fsciis/）

索　引

エ

オ

カ

キ

ク

ス

セ

ソ

ヒ

フ

参考文献

1 山田瑞穂：新しい授業の試みとしての医学概論．医学教育 1988；19：19-22.

2 柳澤信夫：現代医学概論．第2版．医歯薬出版，2015.

3 津谷喜一郎，山積隆之介：健康とスピリチュアリティ―WHO での議論から学べること．病院 2005；64：534-537.

4 バラ十字会日本本部 AMORC：スピリチュアルとは．（https://www.amorc.jp/spiritual/（参照2020. 7. 29））

5 中山和弘：健康とは何か：力，資源としての健康．（https://www.healthliteracy.jp/ kenkou/whatishealth.html（参照2020. 8. 1））

6 別所文雄：SDGs の世界とタバコ．日本小児禁煙研究会雑誌 2020；10：73-78.

7 金子一成：小児における腸内細菌叢研究：疾患感受性因子としてのデイスバイオーシスの検討．小児科臨床 2022；75：11-18.

8 Bloomfield SF, et al.：Time to abandon the hygiene hypothesis：new perspectives on allergic disease, the human microbiome, infectious disease prevention and the role of targeted hygiene. Perspect Public Health 2016；136：213-224.

9 Rook GA, et al.：Microbial 'old friends', immunoregulation and socioeconomic status. Clin Exp Immunol 2014；177：1-12.

10 高石昌弘：ヘルスプロモーションの概念と歴史．―"Healthy Schools"の提唱を含めて．小児内科 2002；34：1199-1203.

11 リディア・ケイン，他 著，福井久美子 訳：世にも危険な医療の世界史．文藝春秋，2019.

12 児玉善仁：「病気」の誕生―近代医療の起源．平凡社，1998.

13 高橋晄正：現代医学概論．東京大学出版会，1967.

14 ジョー・マーチャント 著，服部由美 訳：「病は気から」を科学する．講談社，2016.

15 Kaptchuk TJ: Placebo effects in acupuncture. Med Acupunct 2020；32：352-356.

16 Elisa F, et al.：Understanding the mechanisms of placebo and nocebo effects. Swiss Med Wkly 2020；150：w20340. doi：10.4414/smw.2020.20340
17 金森 サヤ子：保健医療分野のODA増で戦略的な外交と国際貢献を．Nippon.com コラム．（https://www.nippon.com/ja/column/g00104/（参照2020. 6. 6））
18 内閣府 食品安全委員会．FAO,「バングラディッシュにおける灌漑用水・土壌・作物のヒ素汚染」を公表．2007.（http://www.fsc.go.jp/fsciis/foodSafetyMaterial/show/syu01870110295（参照2021. 5. 13））
19 Yorifuji T, et al.：Late lessons from early warnings：science, precaution, innovation Published by European Environment Agency Chapter 5：Minamata disease：a challenge for democracy and justice p.124-152.（http://www.eea.europa.eu/publications/late-lessons-2（参照2021. 10. 29））
20 新潟水俣病出版事業編集協議会：新潟水俣病のあらまし．2020.（https://www.pref.niigata.lg.jp/uploaded/attachment/212530.pdf（参照2021. 10. 29））
21 富山県：イタイイタイ病とは．（https://www.pref.toyama.jp/1291/kurashi/kenkou/iryou/1291/100025/100026.html）
22 林竹二：田中正造の生涯．講談社，1976.
23 スティーヴン・ジョンソン 著，矢野真千子 訳：感染地図．歴史を変えた未知の病原体．河出書房新社，2007.
24 日本疫学会：疫学用語の基礎知識．（https://jeaweb.jp/glossary/glossary001.html（参照2021. 5. 25））
25 宮崎県：高千穂町土呂久地区における公害健康被害（慢性砒素中毒症）について．（https://www.pref.miyazaki.lg.jp/kankyokanri/kurashi/shizen/toroku.html（参照2022. 1. 11））
26 黒田嘉紀：土呂久砒素中毒．学術の動向 2019；24：24-27.
27 谷川正彦，他：砒素ミルク1．森永と共犯者たちによる被害者抹殺の16年．砒素ミルク製造会社「森永」とその犯罪を支えた一切を告発する会．1971.
28 カネミ油症事件50年記念誌編さん会議 編：カネミ油症事件 50年記念誌．1968. 長崎県五島市.

29 Sinharay R, et al.：Respiratory and cardiovascular responses to walking down a traffic-polluted road compared with walking in a traffic-free area in participants aged 60 years and older with chronic lung or heart disease and age-matched healthy controls：a randomised, crossover study. Lancet 2018；391：339-349.
30 山田一郎：環境騒音としての航空機騒音の問題への取り組み．日本音響学会誌　2010；66：565－570.
31 座間市：航空機騒音による被害の状況（苦情件数と騒音状況）.（https://www.city.zama.kanagawa.jp/www/contents/1190782808358/index_k.html（参照2022. 1. 11））
32 沖縄県文化環境部：航空機騒音による健康影響に関する調査報告書の概要．平成11年３月.
33 マイケル・モス 著，本間徳子 訳：フードトラップ．食品に仕掛けられた至福の罠．日経 BP 社，2014.
34 佐田文宏：DOHaD 学説　その成り立ちと学術分野としての発展．医学のあゆみ 2020；275：939-946.
35 西野精治：「睡眠負債」の概念はどのようにして起こったか？ 睡眠医療 2018；12：291-298.
36 駒田陽子：睡眠負債とソーシャルジェットラグが心理社会的問題に及ぼす影響．ストレス科学 2018；33：72 -79.
37 蟻田功：天然痘の根絶．ウイルス 1993；43：１-11.
38 Report of the global commission for the certification of smallpox eradication, 13 March 1980.（https://www.who.int/publications/i/item/10665-154533（参照2021.12. 4））
39 岡田賢司，他：小児の細菌性髄膜炎に対するワクチンの効果．日化療会誌 2016；64：652-655.
40 新庄正宜，他：本邦における小児細菌性髄膜炎の動向（2009～2010）．感染症誌 2013；86：582-591.
41 亜急性硬化性全脳炎：主要疾患・治療と薬剤ハンドブック，薬事新報社.（http://www.yakujishinpo.co.jp/1001.html（参照2021. 5. 24））

42 ポール・オフィット 著，ナカイサヤカ 訳：反ワクチン運動の真実．死に至る選択．地人書館，2018.
43 岩田敏：不活化ポリオワクチンの今後．INFECTION CONTROL 2012；21：1227-1234.
44 細矢光亮：ポリオ．臨床検査 2010；54：1313-1316.
45 日本小児科学会：予防接種の副反応と有害事象．（https://www.jpeds.or.jp/uploads/files/VIS_04hukuhannou.yuugaijisyou.pdf（参照2022. 2. 26））
46 Bessho F：Colloquy on neuroblastoma screening. Is there a future for neuroblastoma mass screening? Med Pediatr Oncol 1998；31：106-110.
47 Bessho F：Effects of mass screening on age-specific incidence of neuroblastoma. Int J Cancer 1996；67：520-522,
48 Iwanaka T, et al.：Maturation of mass-screened localized adrenal neuroblastoma. J Pediatr Surg 2001；36：1633-1636.
49 「神経芽細胞腫マススクリーニング検査のあり方に関する検討会報告書」について．(https://www.mhlw.go.jp/shingi/2003/08/s0814-2.html)
50 向殿政男：日本と欧米の安全・リスクの基本的な考え方について．標準化と品質管理 2008；61：4-8.
51 小松和彦，他：村を守る不思議な神様．角川書店，2021.
52 斉藤和季：植物はなぜ薬を作るのか．文藝春秋，2017.
53 石坂哲夫：くすりの歴史．日本評論社，1979.
54 加我君孝：ヒポクラテス ―5. エジプト医学および鼻疾患と神聖病の診断・治療―．JOHNS 2016；32：1645-1649.
55 ジャレド・ダイアモンド 著，倉骨彰 訳：銃・病原菌・鉄．草思社，2000.
56 津田篤太郎：漢方水先案内 医学の東へ．医学書院，2015.
57 P. ユアール，他 著，高橋晄正，他 訳：中国の医学．平凡社，1972.
58 内藤裕史：緊急報告，漢方生薬の黄連・黄柏の成分に発癌作用と受精卵の成長阻害作用．日医雑誌 2016；145：1255-1258.
59 萬屋直樹，他：漢方薬の発癌性・生殖毒性を主張する投稿に反論する．日東医誌 2018；69：72-81.
60 Chinese medicine gains WHO acceptance but it has many critics（https://

edition.cnn.com/2019/05/24/health/traditional-chinese-medicine-who-controversy-intl/index.html（参照2021. 12. 7））
61 深井喜代子，他：上肢の注射部位における皮膚痛覚閾値の検討─三角筋，前肘，手背各部の皮膚痛点分布密度の比較─. 日看研会誌 1992；15：39-46.
62 Colquhoun D, et al.：Acupuncture is theatrical placebo. Anesth Analg 2013；116：1360-1363.
63 Karst M, et al.：Acupuncture—A Question of Culture. JAMA Netw Open 2019；2：e1916929.
64 ベストアンサー（Yahoo Japan! 知恵袋 Q&A）2007/5/25 11：51（https://detail.chiebukuro.yahoo.co.jp/qa/question_detail/q1211695392（参照2021. 12. 10））
65 河田純男，他：内臓脂肪蓄積を基盤とした消化器病態とその発症機序 ─アディポサイトカイン，特にアディポネクチンを中心に─. 日消誌 2005；102：1384-1391.
66 大西睦子：天然甘味料でも要注意！米国で使用制限広がる「異性化糖（果糖ぶどう糖液糖）」があふれる日本. ライフ・社会カロリーゼロにだまされるな 本当は怖い人工甘味料の裏側. Diamon Online 2013.10.2 0：02（https://diamond.jp/articles/-/42181（参照2021. 12. 13））
67 林高則，他：糖尿病の療養指導 Q&A 果糖の代謝と生活習慣病との関係 くだものに多く含まれる果糖の代謝とさまざまな生活習慣病との関係について教えてください（Q&A）. 糖尿病プラクティス 2020；37：89-91.
68 山田悟：果糖が元凶か，生活習慣病もがんも. Med Trib 2021年11月04日.（https://medical-tribune.co.jp/rensai/2021/1104539587/（参照2021. 12. 4））
69 毎日くだもの200グラムホームページ http://www.kudamono200.or.jp
70 浅香正博：ウォーレン，マーシャルによるヘリコバクター・ピロリ菌発見とその意義. 最新医学 2015；70：2026-2029.
71 北村昌陽：体質も変える腸内細菌って何？ 重さは1.5キロにも. 働きもののカラダの仕組み.（https://style.nikkei.com/article/DGXNASFK1400Q_U4A410C1000000/?channel=DF140920160919（参照2021. 8. 3））
72 環境省：大気の汚染に係る環境基準について. https://www.env.go.jp/

kijun/taiki1.html
73 木戸亮，他：生体腎移植ドナーの腎提供後腎機能．日腎会誌 2008；50：869-874.
74 厚生労働省：e-ヘルスネット．（https://www.e-healthnet.mhlw.go.jp/information/dictionary/metabolic/ym-033.html（参照2021. 8. 18））
75 白木和夫：わが国におけるB型肝炎母子感染防止の経緯と universal vaccination の必要性について．小児感染免疫 2009；21：149-157.
76 いいほね：（https://iihone.jp/diagnosis.html（参照2021. 8. 24））
77 網塚憲生，他：骨質と石灰化．骨粗鬆症治療 2007；6：33-41.
78 魏長年，他：Dual-energy X-ray Absorptiometry 法による日本人骨塩量および骨密度の部位別，年齢別，性別分布の特徴．日衛誌 1997；51：742-748.
79 田村元紀：地球史における鉄の元素機能：鉄の元素戦略．日本金属学会誌 2011；75：1-4.
80 Powers SK, et al.：Exercise-induced oxidative stress：Friend or foe? J Sport Health Sci 2020；9：415-425.
81 白幡聡 編：みんなに役立つ血友病の基礎と臨床．医薬ジャーナル社，2009.
82 国立循環器病研究センター 循環器病情報サービス：ストレスと心臓．（http://www.ncvc.go.jp/cvdinfo/pamphlet/heart/pamph95.html（参照2021. 9. 1））
83 Vaccarella S, et al.：Worldwide thyroid-cancer epidemic? The increasing impact of overdiagnosis. N Engl J Med 2016；375：614-617.
84 アントニオ・R・ダマシオ著，田中三彦 訳：デカルトの誤り 情動，理性，人間の脳．筑摩書房，2010.
85 Cusick S, et al.：The first 1,000 days of life：The brain's window of opportunity. Office of Research-Innocenti 12 Apr 2013.（https://www.unicef-irc.org/article/958-the-first-1000-days-of-life-the-brains-window-of-opportunity.html（参照2022. 5. 31））
86 ジュリア・ショウ 著，服部由美 訳：脳はなぜ都合よく記憶するのか．記憶科学が教える脳と人間の不思議．講談社，2016.
87 ダニエル・チャモヴィッツ 著，矢野真千子 訳：植物はそこまで知っている

感覚に満ちた世界に生きる植物たち．河出書房新社，2017.
88 朝倉富子：味覚研究の最前線—塩味受容を中心に．（https://www.saltscience.or.jp/ symposium/2014_1-asakura.pdf（参照2021. 9. 16））
89 ノーマン・カズンズ 著，松田銑 訳：笑いと治癒力．岩波書店，2001.
90 V.S. ラマチャンドラン 著，山下篤子 訳：脳のなかの幽霊，ふたたび．見えてきた心のしくみ．第5版．角川書店，2009.
91 厚生労働省：みんなのメンタルヘルス．認知症．（https://www.mhlw.go.jp/kokoro/know/disease_recog.html（参照2022. 3. 23））
92 友田明美：いやされない傷．児童虐待と傷ついていく脳．診断と治療社，2014.
93 デイヴィッド・J・リンデン 著，岩坂彰 訳：快感回路．なぜ気持ちいいのか　なぜやめられないのか．河出書房新社，2012.
94 Shohat-Ophir G, et al.：Sexual deprivation increases ethanol intake in Drosophila. Science 2012；335：1351-1355.
95 Isomura T, et al.：Paradise Lost：The relationships between neurological and psychological changes in nicotine-dependent patients. Addict Res Theory 2014；22：158-165.
96 Peters J, et al.：Lower ventral striatal activation during reward anticipation in adolescent smokers. Am J Psychiatry 2011；168：540-549.
97 Bühler M, et al. Nicotine dependence is characterized by disordered reward processing in a network driving motivation. Biol Psychiatry 2010；67：745-752.
98 がん情報サービス：がん統計．年次推移．（https://ganjoho.jp/reg_stat/statistics/stat/annual.html（参照2021. 10. 20））
99 三田地真実：遺伝学の「優性・劣性」が「顕性・潜性」に変わる と聞いて思うこと　最初に訳語を考える訳者の苦労と責任の大きさ．論座．（https://webronza.asahi.com/science/articles/2021042800001.html（参照2022. 3. 15））
100 Knudson AG, JR：Mutation and cancer：statistical study of retinoblastoma. Proc Nat Acad Sci USA 1971；68：820-823.
101 全国がん登録 罹患数・率 報告．（https://www.mhlw.go.jp/content/

10900000/000794199.pdf（参照2022. 6. 13））
102 Bessho F, et al.：Long-term follow-up of children treated for acute leukemia focusing on development of malignant and non-malignant neoplasms. Clin Oncol 2021；6：1-6.（Article 1775）
103 国立研究開発法人 国立環境研究所：生態系の動態（https://tenbou.nies.go.jp/learning/note/theme2_3.html（参照2021. 10. 26））
104 四日市公害と環境未来館：四日市公害について．（https://www.city.yokkaichi.mie.jp/yokkaichikougai-kankyoumiraikan/about-yokkaichi-pollution/（参照2021. 11. 1））
105 増山元三郎 編：サリドマイド　科学者の証言．東京大学出版会，1975.
106 実川悠太，羽賀しげ子，小林茂：グラフィック・ドキュメント　スモン．日本評論社，1990.
107 阪本桂造：大腿四頭筋拘縮症（短縮症）について　―この疾患を風化させないために―．昭和医会誌 2007；67：43-50.
108 JCPA 農薬工業会：農薬は本当に必要？（https://www.jcpa.or.jp/qa/a6.html（参照2022. 6. 10））
109 レイチェル・カーソン 著，青樹簗一 訳：沈黙の春 ―生と死の妙薬―．新潮社，1974.
110 Yang J, et al.：Abuse of Rachel Carson and misuse of DDT science in the service of environmental deregulation. Angew Chem Int Ed Engl 2017；56：10026-10032.
111 Mosha JF, et al.：Effectiveness and cost-effectiveness against malaria of three types of dual-active-ingredient long-lasting insecticidal nets（LLINs）compared with pyrethroid-only LLINs in Tanzania：a four-arm, cluster-randomised trial. Lancet 2022；399：1227-1241.
112 Alexander FE, et al.：Transplacental chemical exposure and risk of infant leukemia with mll gene fusion. Cancer Res 2001；61：2542-2546.
113 Indoor air pollution. World Health Organization.（2008）. hdl：10665/336889
114 消費者庁：自然毒．（https://www.caa.go.jp/policies/policy/consumer_safety/food_safety/food_safety_portal/natural_poison/）

115 登田美桜，他：過去50年間のわが国の高等植物による食中毒事例の傾向．食衛誌　2014；55：55-63.
116 松浦啓一：フグ毒．(https://www.kahaku.go.jp/research/db/zoology/uodas/ fish_in_focus/toxin/index.html（参照2022. 6. 11））
117 高崎智彦：デング熱は今後も国内流行するの？ チャイルドヘルス　2019；22：261-264.
118 沢辺京子：グローバリゼーションと節足動物媒介感染症．小児科臨床 2017；70：2135-2142.
119 早野龍五：「科学的」は武器になる．世界を生き抜くための思考法．新潮社，2021.
120 武谷三男：弁証法の諸問題 新装版．技術論 2. 技術論（特高調書）．勁草書房，2010. p.147-157.
121 別所晶子，他：小児の脳死下臓器提供における臨床心理士の役割．日児誌 2021；125：645-650.
122 別所文雄：市民社会の科学性．学術の動向 2008；2：86-89.
123 McCarthy N：The countries with the most critical care beds per capita. Statista 2020.（https://www.statista.com/chart/21105/number-of-critical-care-beds-per-100000-inhabitants/（参照2021. 11. 13））
124 内野滋彦：わが国の集中治療室は適正利用されているのか．日集中医誌 2010；17：141-144.
125 日本集中治療医学会　ICU 機能評価委員会，平成20年度厚生労働科学研究班：ICU の人員配置と運営方針が予後に与える影響について．日集中医誌 2011；18：283-294.
126 森宏一郎：イギリスの医療制度（nhs）改革 ― サッチャー政権からブレア政権および現在 ―．日医総研ワーキングペーパー No.140.
127 澤憲明：イギリスの病院受診３ヶ月待ちは本当か．朝日新聞 Globe 英国のお医者さん2020.03.24.（https://globe.asahi.com/article/13237344（参照2021. 11. 15））
128 近藤克則：英国の医療改革から学ぶ．日医 NEWS online 2005；No.1047.（https://www.med.or.jp/nichinews/n170420j.html（参照2021. 11. 15））

129 宇沢弘文，鴨下重彦 編：社会的共通資本としての医療．東京大学出版会，2010. p.287-304.
130 Barnes DE, et al.：Why review articles on the health effects of passive smoking reach different conclusions. JAMA 1998；279：1566-1570.
131 毎日骨ケアMBP（https://www.shop-yukimeg.jp/d/os/care20/?sci_campaign=345&gclid= EAIaIQobChMImtXq8urt9wIVPNdMAh33wA_REAAYASAAEgIbe_D_BwE（参照2022. 5. 20））
132 Zou Z-Y, et al.：Evaluation of milk basic protein supplementation on bone density and bone metabolism in Chinese young women. Eur J Nutr 2009；48：301-306.
133 De Angelis C, et al.：Clinical trial registration：a statement from the international committee of medical journal editors. N Engl J Med 2004；351：1250-1251.
134 スチュアート・マクミラン，他 著，井口萌娜 訳：本当の依存症の話をしよう．ラットパークと薬物戦争．星和書店，2019.
135 宇沢弘文：自動車の社会的費用．岩波書店，1974. 2014（第42刷）.
136 国立国語研究所「病院の言葉」委員会 編著：病院の言葉を分かりやすく 工夫の提案．勁草書房，2015.

著者紹介　別所 文雄（べっしょ ふみお）

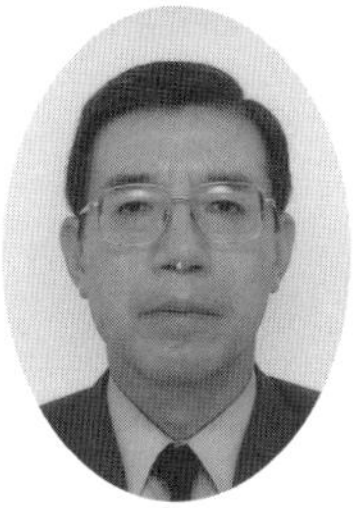

著者略歴

1943年	東京都に生まれる。
1962年	都立両国高等学校卒業
1962年	東京大学理科Ⅲ類入学
1968年	東大闘争のため、卒業試験ボイコット
1969年	東京大学医学部医学科卒業
1972年	ECFMG 資格取得
1975～1977年	米国 St. Jude Children's Research Hospital 留学
2000～2009年	杏林大学医学部 教授
2009～2012年	杏林大学医学部 客員教授
2006～2008年	日本小児科学会 会長
2013～2021年	日本医療科学大学保健医療学部 教授

現在、杏林大学医学部付属病院 医員、（公財）小児医療振興財団評議会 会長、（公財）日本ユニセフ協会理事、（NPO）ぶどうのいえ理事、（公財）がんの子どもを守る会 顧問

ワンランク上の
令和の医学常識
―医療リテラシーを高めるために―

2023年７月25日発行　第１版第１刷

著　者　別所《べっしょ》 文雄《ふみお》
発　行　総合医学ライフプランニング
発　売　総合医学社
〒101-0061
東京都千代田区神田三崎町１－１－４
電話 03-3219-2920
FAX 03-3219-0410
www.sogo-igaku.co.jp

Printed in Japan　　精文堂印刷株式会社
ISBN978-4-88378-455-4

＊本書籍の訂正などの最新情報は、当社ホームページ（https://www.sogo-igaku.co.jp）をご覧ください。